アルツハイマー病は「脳の糖尿病」

2つの「国民病」を結ぶ驚きのメカニズム

鬼頭昭三
新郷明子

ブルーバックス

カバー装幀｜芦澤泰偉・児崎雅淑
カバーイラスト｜matsu（マツモト　ナオコ）
本文デザイン｜齋藤ひさの（STUDIO　BEAT）
本文図版｜さくら工芸社

まえがき

これからの日本人にとって、きわめて深刻な問題となっていくことが確実な、二つの病気があります。

一つは、アルツハイマー病です。日本はいま、かつて人類が経験したことのない高齢社会となっています。それに伴い、「認知症」の人も飛躍的に多くなっています。現在、八五歳以上の四人に一人は認知症で、六五歳以上の七人に一人は認知症か、その予備軍といわれています。認知症の人に対する治療や介護は、いまの日本社会が抱えている最大の課題になっています。

認知症とは〝後天的な脳の障害によって、いったん正常に発達した知能が低下した状態〟と定義されています。医療関係者の間では、慣用的にデメンツ、またはデメンティアとよんだりします。以前は、「痴呆」とよばれていましたが、差別や軽蔑の意味を含んでいるという意見があり、実際に不快を感じる人が多いことから、二〇〇四年に厚生労働省老健局の通達によって「認知症」と改められました。

認知症はいくつかの病気を包括した総称名ですが、その半分以上はアルツハイマー病です。認知症の中でもアルツハイマー病は、家族にとっても大きな負担となります。健康保険で適用が認められている薬は、いま現在では四種類あるものの、そのいずれもが対症療法に留まっており、病気の進行に影響を与えるものではありません。つまりアルツハイマー病には、現段階では根本的治療法はないのです。介護などの手段を通して、病気と〝つきあって〟いくほかはないという現状があります。

さて、これからの日本人を脅かす、もう一つの病気が「糖尿病」です。現在、四〇歳以上の日本人の四人に一人は糖尿病か、その予備軍といわれています。しかし、この四人に一人という数字は、実際には多くの糖尿病者が見逃されている数字です。なぜなら健診や人間ドックでは、空腹時の血糖値しか検査されないことが多いからです。空腹時の血糖値が正常範囲であっても、実際には糖尿病になっている人が多くいるのです。血糖値だけではありません。朝食抜きの空腹時採血で中性脂肪を測定することで、糖尿病者に多い高中性脂肪血症が見逃されていることも事実です。糖尿病は、いまや日本人の国民病なのです。

では、なぜここで、アルツハイマー病と糖尿病という、一見、関係がなさそうな二つの病気の話をするのでしょうか？

それは、現代日本の二大疾病として浮上してきたからだけではありません。実は糖尿病の人は、そうでない人に比べて二・五倍から三倍程度、またはそれ以上にアルツハイマー病に罹りやすいことが、最近の研究によってわかってきたからです。しかしこの表現は、突っ込んだ言い方をすると正しくありません。糖尿病とアルツハイマー病の関係は〝罹りやすい〟というような生易しいものではないのです。著者らの臨床的な研究や基礎的研究によって、この二つの病気の根本的原因が同じであることが浮かび上がってきたのです。この考え方は最近発表された多くの論文の中でも、世界的に支持されてきています。そしていま、有効な対策が見いだせないアルツハイマー病を、糖尿病の薬で治そうとする流れが起こりはじめているのです。

アルツハイマー病とは、〝脳が糖尿病になっている状態〟ということができます。アルツハイマー病の治療はこの立場から再認識される必要があり、そのことを医療界の方々だけでなく、広く読者のみなさんに知っていただくために本書を執筆することにしたのです。

アルツハイマー病に罹っている方や、そのご家族、ご関係の方々が、本書によってこの病気の姿を正しくとらえなおし、治療への希望を見いだしていただけたなら、著者としてこれにまさる喜びはありません。

アルツハイマー病は「脳の糖尿病」

もくじ

第7章　アルツハイマー病にならないためには　145

第8章 アルツハイマー病の根本的治療薬はあるか

第1章

情報が伝わらないと病気になる

ホルモンと神経伝達物質

私たちの体は、さまざまな情報が滞りなく伝えられることによって健康が保たれていま す。いわば生体とは、一個の情報伝達系とも言えるのです。本書でとりあげる糖尿病とアルツハイマー病は、ともにインスリンというホルモンによる情報伝達が、障害をきたすことで起こる病気です。この章では、生体を情報伝達系として理解していただくための基礎的なお話をします。

生体は細胞と細胞の間、さらに細胞の内部での複雑な情報伝達系のネットワークから成り立っています。情報伝達を担っている化学物質のことを、情報伝達物質といいます。細胞と細胞の間での情報伝達物質の代表的な存在は、ホルモンと神経伝達物質です。なかでもこの本の主役となるのが「インスリン」です。

ホルモンという言葉の定義には難しいものがあります。街の看板などで見る「ホルモン焼き」のホルモンというのはまったく意味不明の言葉ですが、本来、ホルモン（hormone）とは、「刺激する」という意味のギリシャ語に由来し、イギリスのスターリングによってはじめて使われたといわれています。ホルモンの定義は、前世紀の中ごろまでは、「内分泌臓器で合成され、血液の流れを通じて目標の臓器に運ばれ、微量でもそこで作用を発揮する物質」とされてきました。

その後、ホルモンの作用のしかたにも、いくつかの様式のあることがわかってきました（図1－1）。成長ホルモンや視床下部ホルモンなどのように、局所で産生されて、その場所で働く作用のしかたをパラクリンとよびます。また、細胞から分泌されたホルモンが、その分泌した細胞自身に結合して作用するものをオートクリンとよんでいます。これらに対して、血流によって運ばれて標的臓器に到達し、そこにある受容体に結合するという、いわば古典的なホルモンの働き方がエンドクリンです。

なお、ホルモン、神経伝達物質などのように、細胞に作用して生物学的な活性を発揮する物質を生物活性物質とよびます。生物活性

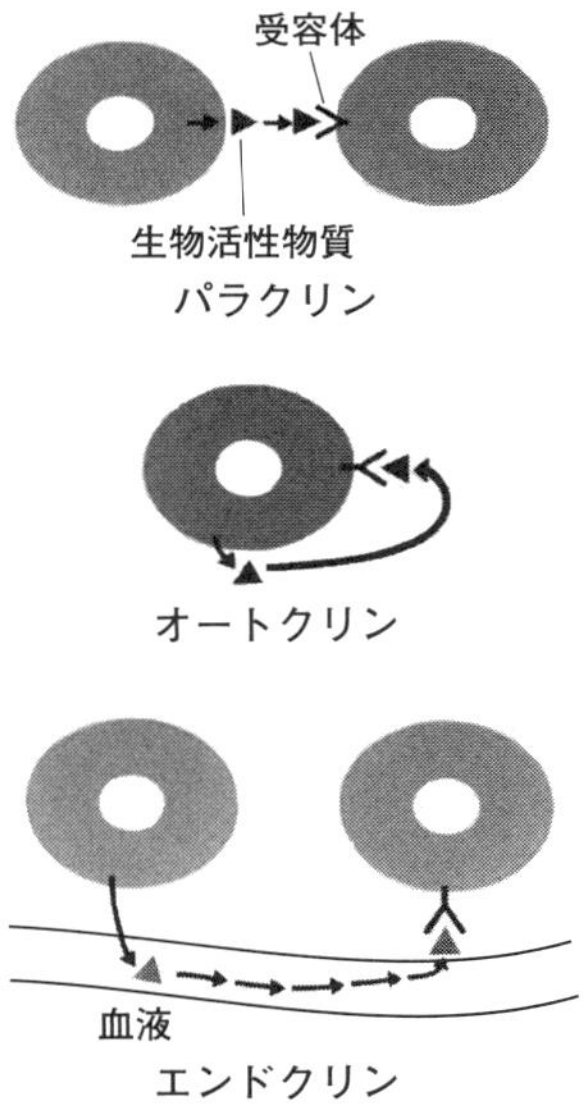

図1－1　ホルモンの働き方の様式

物質は多くの場合、それぞれに対応した受容体に結合して作用を発揮します。つまり、鍵と鍵穴の関係です。

ただし、一つの鍵で開く鍵穴がいくつもあるように、一つのホルモンや神経伝達物質に対する受容体にもいくつかのサブタイプがあります。これらのサブタイプはそれぞれ体の中での分布が異なっており、同じホルモンや神経伝達物質でも、どのサブタイプの受容体と結合するかによって、現れる作用も異なります。

また、いわゆる内分泌臓器だけではなく、消化管の細胞、肝臓、腎臓、神経細胞などや、神経組織の中のグリア細胞などでもホルモンが生合成されることが明らかになってきました。たとえば脂肪細胞からは、食欲を調節するレプチンや、インスリン作用と関係の深いアディポネクチンなどが分泌されています。脂肪組織は巨大な内分泌臓器でもあるのです。

そしてホルモンの概念も「必ずしも血流を介することなく、生体内で生合成され、微量で情報伝達物質として作用する物質」というように変わってきました。あらためて定義づけをすると、ホルモンとは、体の中で一つの組織から他の組織に情報を運ぶメッセンジャーのことです。ただし、その情報を運ぶ通り道として血流が使われることが比較的多いのも事実です。

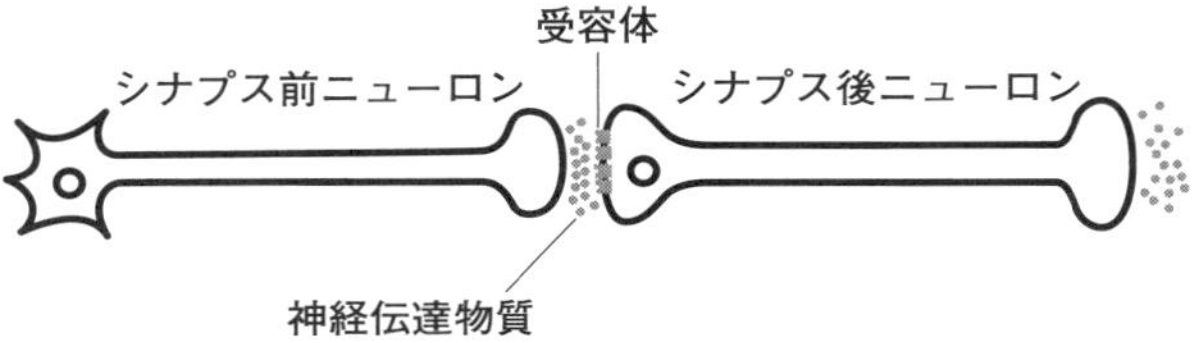

図1－2　神経伝達物質の働き方

では、ホルモンと神経伝達物質の違いは何でしょうか。それは、産生細胞と標的細胞との間の距離が、ホルモンは血流などを介するため長く、神経伝達物質は神経細胞（ニューロン）と神経細胞の間のシナプス間隙で作用するために、オングストローム単位（一オングストロームは10^{-10}m）で表されるほど非常に短いことです。しかし、本質的にはこの二つの間に区別はありません。

神経伝達物質とは、神経細胞と神経細胞の間で情報伝達の繋ぎ目の役割をする、シナプスで作用する物質のことです。代表的なものに、ノルアドレナリン、アセチルコリン、ドーパミン、セロトニン、グルタミン酸などがあります。一つの細胞の神経線維の末端から興奮に応じて放出されて、次の細胞のそれぞれの神経伝達物質の受容体と結合して細胞内に反応を起こす、ということを連鎖的に繰り返すことによって情報を伝えていく生物活性物質です（図1－2）。

最近では、ホルモンであっても神経伝達物質のように働くものがあることもわかってきています。腎臓の上にある副腎から分泌されることが知られているステロイドホルモンは、脳内のグリア細胞や神経細胞内でも産生され、神経伝達物質のように働くことがわかっています。また、膵臓から分泌されるインスリンが海馬などでも産生されることも明らかになってきており、神経伝達物質の一つとして考えられるようになってきています。

薬の作用のうえで、「作動薬」「拮抗薬」という用語がしばしば使われます。さきほどお話ししたように、ホルモンや神経伝達物質は鍵に、受容体は鍵穴にたとえられます。鍵穴に合った鍵のみが、作用を現すことができるのです。作動薬とは、この鍵として作用する薬のことです。これに対して、受容体にフィットして結合はするものの、鍵穴を占拠することによって、作動薬が受容体に結合することを妨げる薬のことを拮抗薬とよびます。作動薬と拮抗薬はいずれも、ホルモンや神経伝達物質による情報伝達のしくみを利用することで作用を発揮する薬なのです。

受容体はどこにあるか

アミノ酸からできている一般的なホルモン（ペプチドホルモン）や、アセチルコリン、ドーパミンなどの一般的な神経伝達物質の受容体の多くは、細胞膜上にあります（図1－3）。

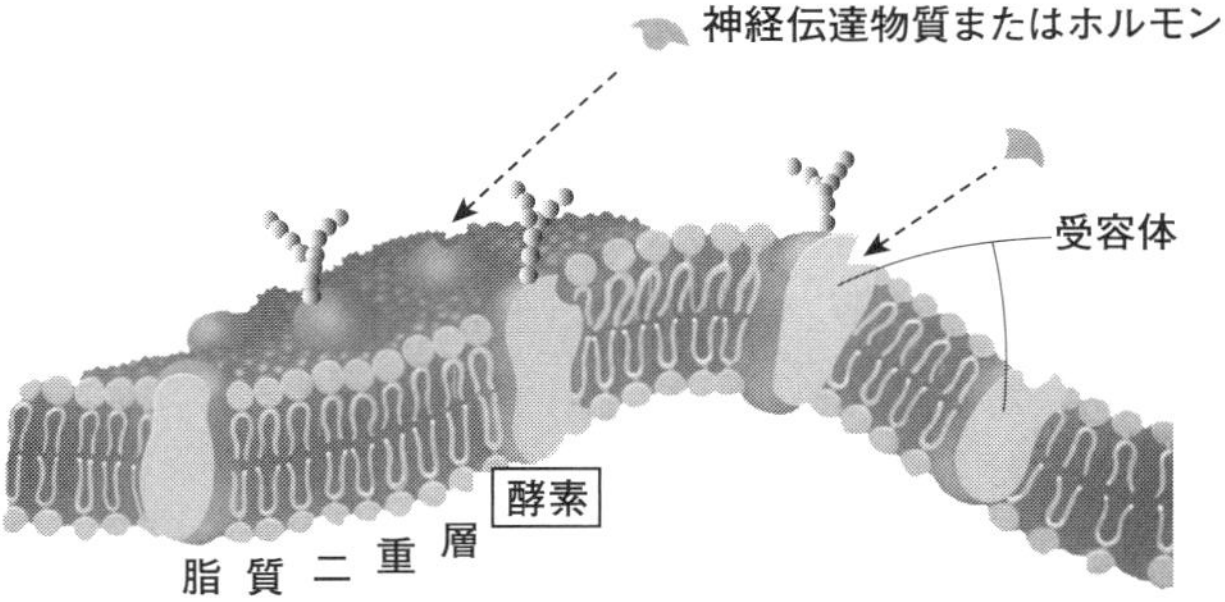

図１－３　一般的な受容体（膜受容体）

一方、ステロイドホルモンの受容体は細胞の中の奥深く、細胞質や核の中にあり、核内受容体といわれています。副腎皮質ホルモンや性ホルモンは、ステロイド核を持っていて、ステロイドホルモンの仲間にはいります。

ステロイドホルモンは脂肪に溶ける性質、すなわち脂溶性を持っているために、細胞膜を通り抜けることができます。そのために、体内ではもちろん、体外から薬として与えられた場合でも、容易に血液脳関門（詳しくは後述します）を通過し、脳内の細胞に直接働くことが可能です。

これに対して、アミノ酸から構成されているペプチドホルモンの場合は、脂溶性ではなく、水溶性であるために血液脳関門を通過できないので、全身的に投与されても、脳に達して働くことは一般的にはありません。

サザーランドの発見

それでは、ホルモンや神経伝達物質は受容体に結合したあと、どのようにして細胞に効果を起こすのでしょうか？　この点については、一九五六年にアメリカのサザーランドがサイクリックＡＭＰを発見し、セカンドメッセンジャー説を提唱するまではほとんどわかっていませんでした。

サザーランド（図１－４）は、医学部の学生時代から、ワシントン大学薬理学教室のコリ教授の下で研究をしていた、篤学の士です。コリ教授はグリコーゲン代謝の研究者で、グリコーゲンホスホリラーゼという酵素の発見者としてよく知られていました。サザーランドは大学卒業後、第二次世界大戦で軍務についていましたが、戦後はコリ教授の教室に戻り、肝臓のグリコーゲンの分解がエピネフリンやグルカゴンなどのホルモンによって促進されるメカニズムを研究することにしました。

コリ教授の転任に伴ってクリーブランドのケースウエスタンリザーブ大学に移ったサザーランドは、グルカゴンのようなホルモンがグリコーゲンホスホリラーゼの活性化を引き起こすためには、未知の物質が必要であること、その物質は熱に対して安定で、透析膜の外に出る低分子の物質であることを突きとめたのです。この分子はアデニンとリボースとリン酸を一分子ずつ含む低分子であることがわかり、サイクリックＡＭＰと名づけられました。

引き続いてサザーランドは、サイクリックＡＭＰがＡＴＰ（アデノシン三リン酸）からできること、そのための酵素が細胞膜に存在していることを発見します。そしてサイクリックＡＭＰには、受容体に結合したホルモンなどのファーストメッセンジャーの作用を細胞内に伝えるための、セカンドメッセンジャーとしての働きがあることを見いだし、有名なセカンドメッセンジャー説を提唱しました。これは生物学の歴史のうえで画期的な大発見となり、サザーランドは一九七一年のノーベル生理学・医学賞を受賞しました。

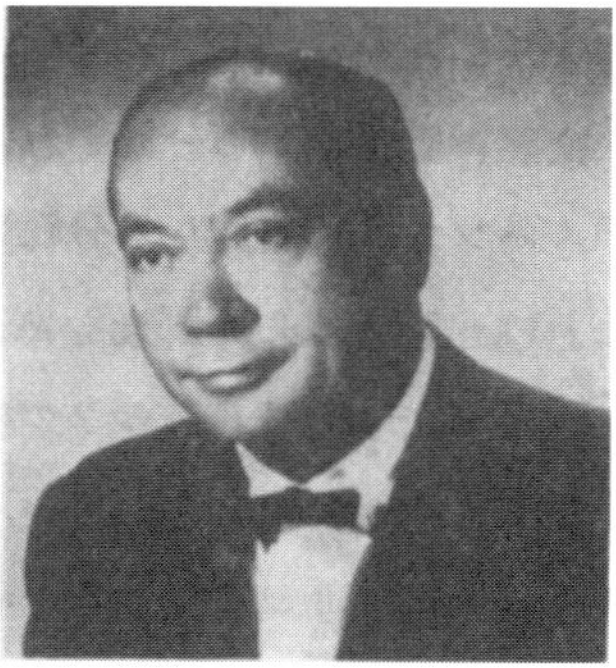
図1－4　サザーランド

一般的なホルモンや神経伝達物質の受容体は細胞膜上にあり、セカンドメッセンジャーの働きによって速い反応を示します。一方、ステロイドホルモンのように核内に受容体があるホルモンは脂溶性で、反応するには遺伝子を巻き込むために、遅い反応となります。

ただし前述のように、一般的なホルモンや神経伝達物質は水溶性で、血液脳関門は通過できないのに対し、脂溶性のステロイドホルモンは血液脳関門を通過することができます。

カスケード反応は情報のリレー

さて、セカンドメッセンジャーによって細胞内にもたらされた情報伝達は、その後、連続的ないくつもの反応を細胞に起こすことで引き継がれていきます。この場合、いくつものタンパク質が、バトンを受け継ぐリレー走者にたとえられます。このように、細胞内で化学反応の連鎖が進行する場合、第一段階の反応が引き金となって、その後、反応段階が進むにつれて反応速度が増していく一連の化学的情報伝達のプロセスを、カスケード反応といいます。

このとき、タンパク質からタンパク質へと手渡されるバトンにたとえられるのが、リン酸化という現象です。核が核膜に包まれて存在する細胞のことを真核細胞といいます。真核細胞では、多くの場合、タンパク質にリン酸をつけてリン酸化したり、これを取り除いて脱リン酸化することによって、タンパク質の活性を調節しています。くっついたリン酸にはマイナスの電荷が二つあるので、タンパク質が元来持っていたプラスの電荷を帯びた部分を引きつけて、タンパク質の三次元的な形を変えることができます。このことを「コンフォメーションを変える」といいます。つまり、この反応によって、タンパク質との結合のしかたが変わるのです。

このリン酸化は、キナーゼとよばれる酵素が、細胞のエネルギー源であるATP分子から、対象となるタンパク質にリン酸を移すことによって生じます。逆の反応である脱リン酸化は、ホスファターゼという酵素が、そのタンパク質からリン酸を奪うことによって生じます。

ホルモンや神経伝達物質が量的に十分に存在していて、受容体に結合したとしても、その後の細胞内での「リン酸化のリレー」がうまく進行しないと、その作用を発揮することができません。このような状態のことを「抵抗性」といいます。この本のキーワードとなるのは、インスリンというホルモンが作用できなくなる「インスリン抵抗性」です。これについては第4章以降で詳しく述べていくことになります。

第2章

情報は脳をめぐり記憶となる

神経細胞はどのように情報を伝えるのか

この章では、前章で見てきたホルモンの一つであるインスリンが、脳においてどのような働きをしているかをお話しします。

膵臓から分泌されるインスリンは、細胞内へのブドウ糖の取り込みを促進し、結果として血糖値を下げる作用を持つ、糖尿病と深い関係のあるホルモンとしてよく知られています。その標的器官は肝臓や骨格筋、脂肪組織であることは知られていますが、実は脳も、最も重要なインスリンの標的器官であることがわかってきました。インスリンを鍵とすれば、その鍵穴に当たるインスリン受容体は、脳にも存在するのです。

脳においては、インスリン受容体は海馬、視床下部を中心として広く分布しています。さらにインスリン自体も、膵臓のみでなく、脳内でも生合成され、記憶物質として働いているのです。

脳は頭の中を満たしている、ちょうど豆腐のように軟らかい卵型の器官です。重さは平均で、男性で約一三九〇g、女性はやや少なくて、約一二五〇gあります。脳には約八〇〇億から一〇〇〇億個ほどの膨大な数の神経細胞があり、複雑な情報処理装置となっています。

脳が情報伝達系として機能を発揮するための主役が、神経細胞なのです。ただし、数からいえば、神経細胞は脳内の細胞の一〇％ほどに過ぎず、残りの九〇％はグリア細胞といわれる細胞です。

神経細胞は、核やミトコンドリアなどを含む細胞体と、長く伸びる突起からできているのが特徴です（図２－１）。この突起を介して細胞から細胞へと情報が伝えられます。

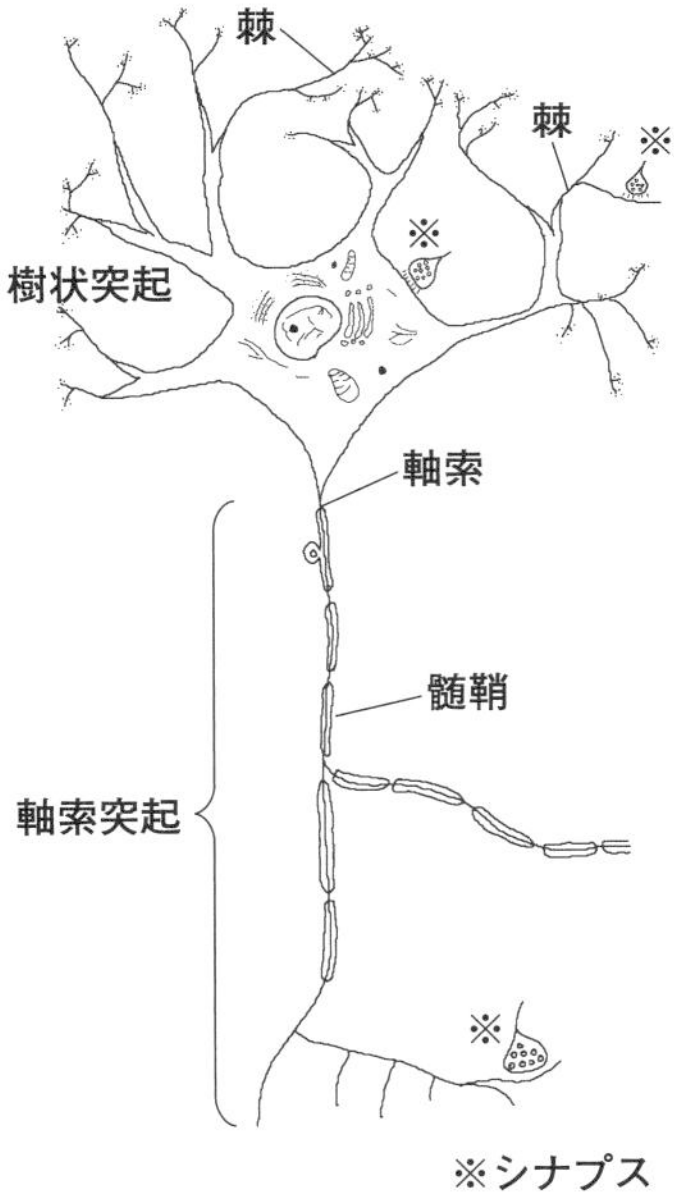

図２－１　神経細胞の基本形

神経細胞の突起には二つの種類があります。一つは太く、枝分かれが多くて、棘（スパイン）を持つ樹状突起です。もう一つは枝分かれが少なくて、細くて長い軸索突起です。樹状突起はその表面のスパインを受け皿として、ほかの神経細胞からの情報を受け取り、この情報は軸索突起を通って、次の神経細胞に伝えられます。スパインは脳の興奮性の情報を受け取る入り口です。少し先回りして言いますと、アルツハイマー病では、海馬の中の歯状回《しじょうかい》といわれる場所の、顆粒《かりゅう》細胞層を構成する神経細胞のスパインの数が、まず減少しはじめます。その結果、海馬が脳の外部から入って来る情報を受け取ることが、早い段階で困難となるのです。

神経細胞が情報を受けとると、活動電位というものが発生します。すると、その活動電位は神経細胞の線維を伝わって、その終末で神経伝達物質を放出します。神経細胞の終末は、次の神経細胞と、シナプスといわれる構造を介して接触しています。放出された神経伝達物質は次の神経細胞表面の受容体と結合してシナプス電位を発生させ、セカンドメッセンジャーなどがその情報を細胞内に伝えていきます。このようにしてシナプスは情報処理の場となります。一個の神経細胞の持っているシナプスの数は細胞によって差があり、一〇〇〇から数万に及びます。こうして見ると、脳は複雑な電気回路と考えることもできます。

シナプスによる情報伝達の方式には、次の神経細胞を興奮させる興奮性シナプス、次の神経細胞の興奮性を抑制する抑制性シナプス、興奮性シナプスの手前の箇所で抑制をかけるシナプス前抑制性シナプスがあります（図2－2）。シナプスでの情報伝達は興奮と抑制の二種類だけの、しかし複雑な組み合わせからできているのです。コンピューターが0と1から

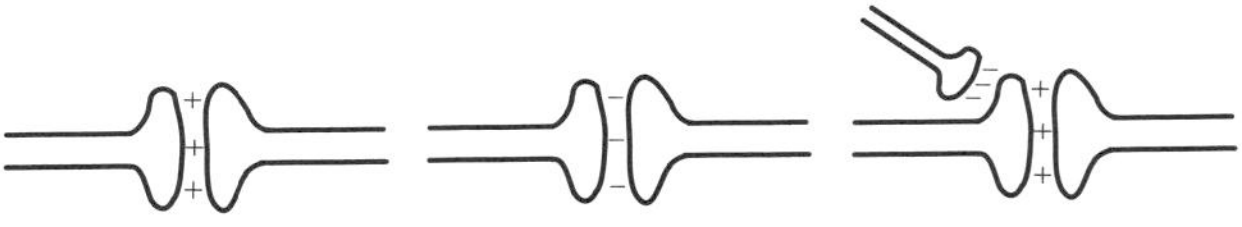

図2－2　シナプスでの情報伝達の方式

できているのと似ています。

脳の機能は、心も含めてすべて、この物理化学的現象の産物なのです。脳の特定の場所に心があるわけではありません。感覚系を通して入ってくる入力情報は、その種類によって、脳のそれぞれの担当領域で感知され、従来から持っている記憶や経験の蓄積と照合された結果、大脳連合野といわれる広い領域に投射、認識されることで、感情、理性、行動が生み出されると考えられています。このときの電気信号の総和のことを、脳科学的には「心」とよんでいるのです。心は性ホルモンによっても影響を受け、たとえば、女性の優しさ、男性の闘争心や攻撃性などをつくります。

二〇歳を過ぎると、脳の老化が始まります。老化に伴って日々、神経細胞の数が減少するだけでなく、突起の数も減ります。一つの神経細胞の突起が、木が枯れるように崩壊していきます。しかし、なかにはかえって突起を増やして頑張っている古木の大樹のような神経細胞もあり、減少した神経細胞の代償をしていると考えられています。神経細胞の減

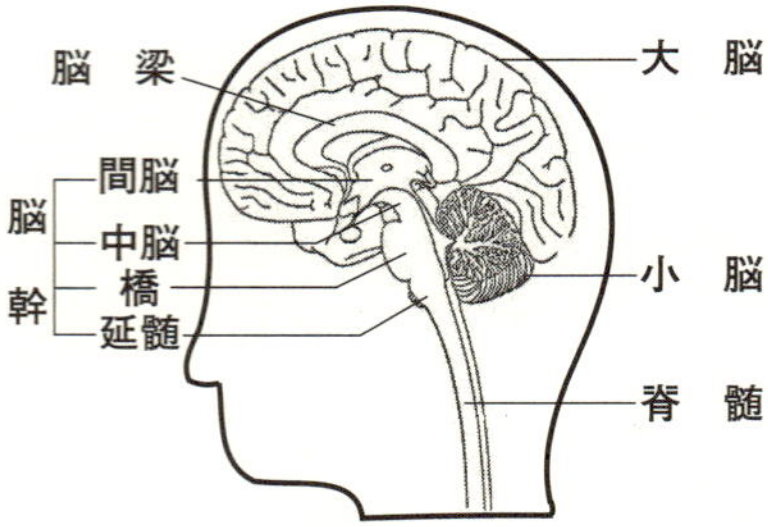

図2－3　脳の正中縦断面

少は、一つの細胞への負担が大きくなるため、予備能力が低くなっていることを示します。ただし、生理的老化では、心が崩壊することはありません。

しかし、アルツハイマー病では、生き残った神経細胞が代償現象として突起を伸ばすことはなく、心が記憶から崩壊していきます。ここで言う心とは、神経細胞の示す物理化学的現象だからです。

脳の基本的な構造

ここで少し、脳の基本的な構造についても見ておきましょう。脳は大脳、間脳、中脳、橋、小脳、延髄とよばれる部位から成り立っており、下のほうは脊髄に続いています。また、延髄、橋、中脳、間脳を合わせて脳幹とよびます（図2－3）。

左右の大脳半球を繋いでいる神経線維の束が脳梁《のうりょう》です。男性の脳梁に比べて、女性のほうが大きく、脳の中で男女差の目立つ場所として知られています。

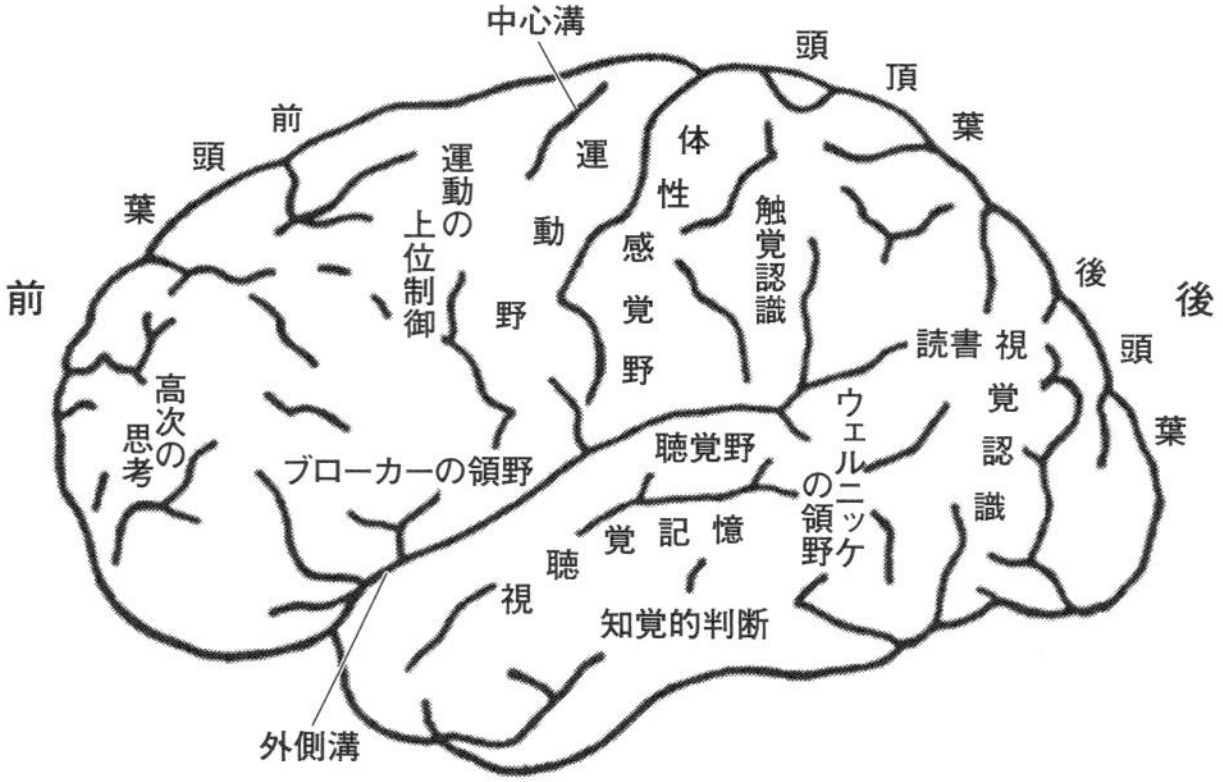

図２－４　大脳機能の地図

大脳半球の表面には多くの曲がりくねった溝があります。この溝のために、大脳の表面には著しい数のヒダができており、このヒダがうねり曲がって走っているように見えることから、「回転」または「回」とよばれています。

大脳は新皮質と旧皮質に分かれており、新皮質は発生学的に新しく、知性のしくみをつかさどっている場所とされています。魚類や両生類の適応行動は、ほとんどが旧皮質の営む本能に基づくものですが、爬虫類、哺乳類と進化するにつれて新皮質が発達し、知性が認められるようになります。

新皮質には、運動中枢、感覚中枢、視覚中枢、聴覚中枢、ヒトに特有なものとして感覚性および運動性言語中枢、計算中枢、左右認識中枢、音楽中枢など、それぞれの機能をつかさどる部位が、特定の場所に局在しています（図2－4）。これらの中枢は、お互いに緊密な神経線維の連絡によって結ばれています。第四三代アメリカ大統領のジョージ・ウォーカー・ブッシュは、演説で言い間違えをしやすいことで有名でしたが、これは側頭葉の感覚性言語中枢と、前頭葉の運動性言語中枢との間の連絡がよくないため、ということができます。新皮質の中央には中心溝とよばれる溝があり、この溝よりも前側が運動、後ろ側が感覚に関係した領域と区別されています。

新皮質の中で、これらの機能局在がはっきりしている部位を除いた残りの部分は、連合野とよばれます。連合野は理性的判断などの高次機能をつかさどっていて、心は主としてこの中で形成されると考えられています。

連合野の中で、前方に位置する前頭葉は、過去の記憶や外部から入ってくる感覚情報など、過去および現在の入力情報を総合的に判断したうえで、やる気を起こさせる場所です。したがって、前頭葉に障害が起きると、生活に目標がなくなり、その日暮らしのような気分となります。

脳には行動を起こさせようとする意欲のしくみが備えられていて、おもに三つのタイプがあります。そのうちの一つが、入力情報を受けて構成された好奇心で、それが前頭葉に投射されると行動を起こします。行動を動機づける他の二つは食欲と性欲で、これらは旧皮質の機能です。性欲は女性ホルモンのエストロゲンや男性ホルモンのテストステロンなどの性ホルモンの分泌状態と深い関係にあります。

海馬はいかに記憶しているか

新皮質に対して、旧皮質は辺縁脳ともよばれ、また、海馬や扁桃体とともに大脳辺縁系ともいわれています。海馬（hippocampus）とはタツノオトシゴ、扁桃体（amygdala）とはアーモンドを意味するギリシャ語からきた言葉で、どちらも形が似ているところからつけられた名前です。

扁桃体は生きていくための基本的機能をつかさどり、食欲や性欲と深い関係を持っています。目の前に出されたものが、食物として適当かどうかを判断するのも、扁桃体の働きです。食欲や性欲が妨げられたときの感覚は「不快」、満たされたときは「快」であり、その結果は喜怒、愛情などの感情につながります。

ヒトの場合、このような原始的な感情の表現は、新皮質のそれぞれの場所に蓄えられた関連記憶と照合されることによって、多少とも理性的な判断が加味されたうえで、外に向かっ

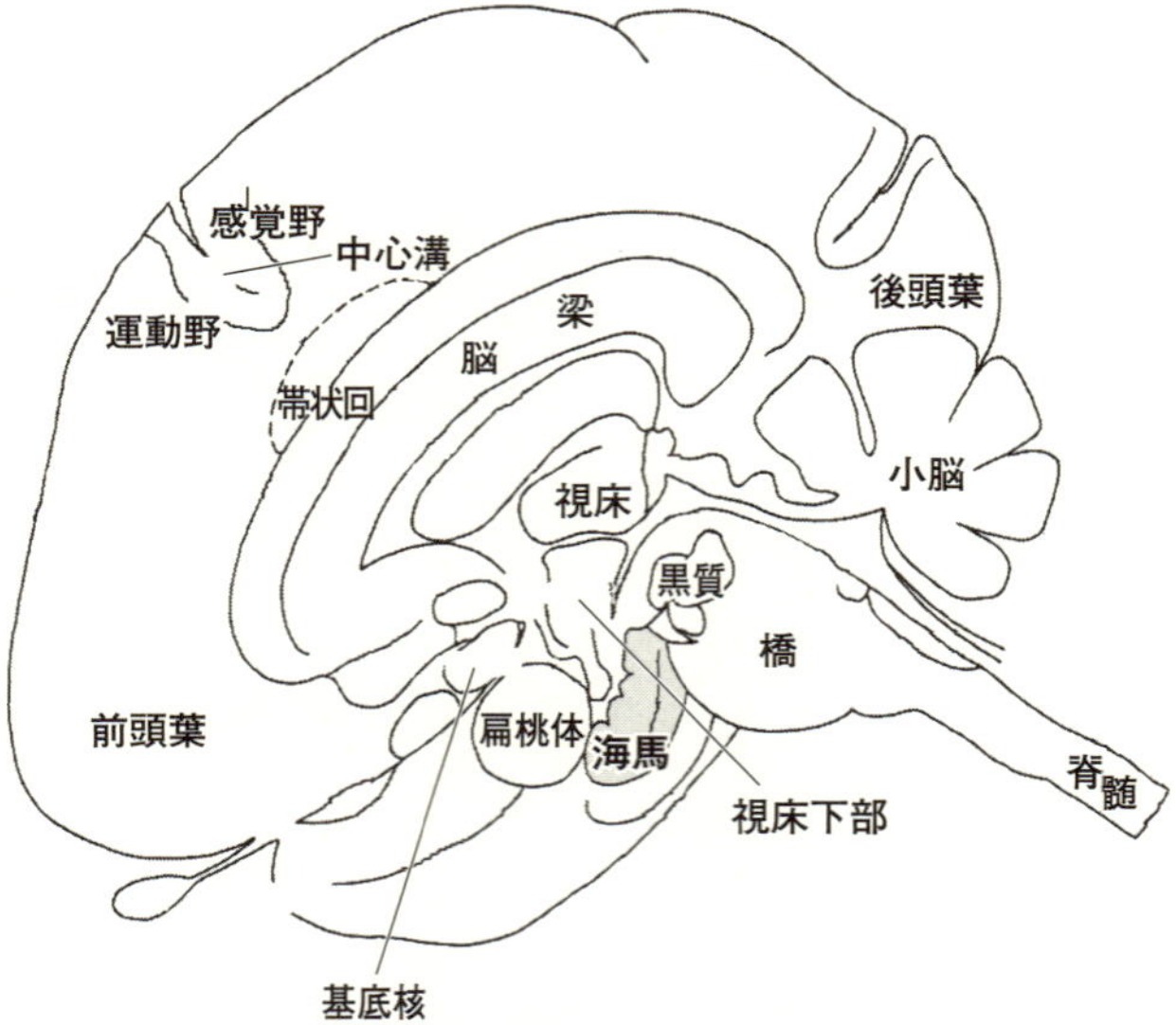

図2－5　ヒトの脳の正中断内側面と海馬の位置

て出力されます。

海馬はこの本の主題であるアルツハイマー病で最も早期に、最も強く冒される場所としてよく知られています（図2－5）。海馬は記憶、内分泌機能の調整、扁桃体をはじめとする辺縁系や大脳連合野との緊密な連携、生涯を通しての神経細胞の新生など、広い範囲にわたって重要な機能を担っていますが、記憶はそのうちで最も重要なものです。海馬は感覚情報として入ってきた情報を、短期記憶として二四時間から数日の間、蓄えるとともに、必要な記憶は長期記憶として加工したあと、それぞれの記憶の基礎となった感覚情報の種類に従って、大脳連合野のそれぞれの場所に移します。たとえば、耳から入った情報の記憶は、聴覚中枢の近くの大脳連合野に蓄えられます。

つまり、長期記憶の貯蔵庫は海馬にあるのではなく、大脳連合野にあります。海馬はその貯蔵庫に情報を転送したり、そこから情報を取り出したりする役割をはたしています。だから、海馬が破壊されると、古い記憶は貯蔵庫に保たれてはいても、思い起こすことが困難になります。歳をとってくると、知っているはずの人の名前などをとっさに思い起こすことができず、あとになってから頭に浮かんでくることがしばしばあります。これは海馬の老化の現れと考えられています。

脳の中の記憶の場は、相互に線維連絡をしながら繋がっており、記憶の神経回路を形成しています。回路がどのような部位をたどっているかについては、さまざまな研究者が見いだしてきた歴史がありますので、少し紹介しましょう（図2－6）。

よく知られているペイペッツの回路は、一九三七年に情動の回路として提唱されたものですが、同時に、記憶の回路でもあります。それは海馬→乳頭体→視床前核→帯状回→海馬傍回→海馬という、海馬に始まり海馬で終わる閉じた回路です。ペイペッツの回路は老化の影響を受けやすい神経回路です。歳をとると物忘れしやすくなったり、過去を懐かしく思い起

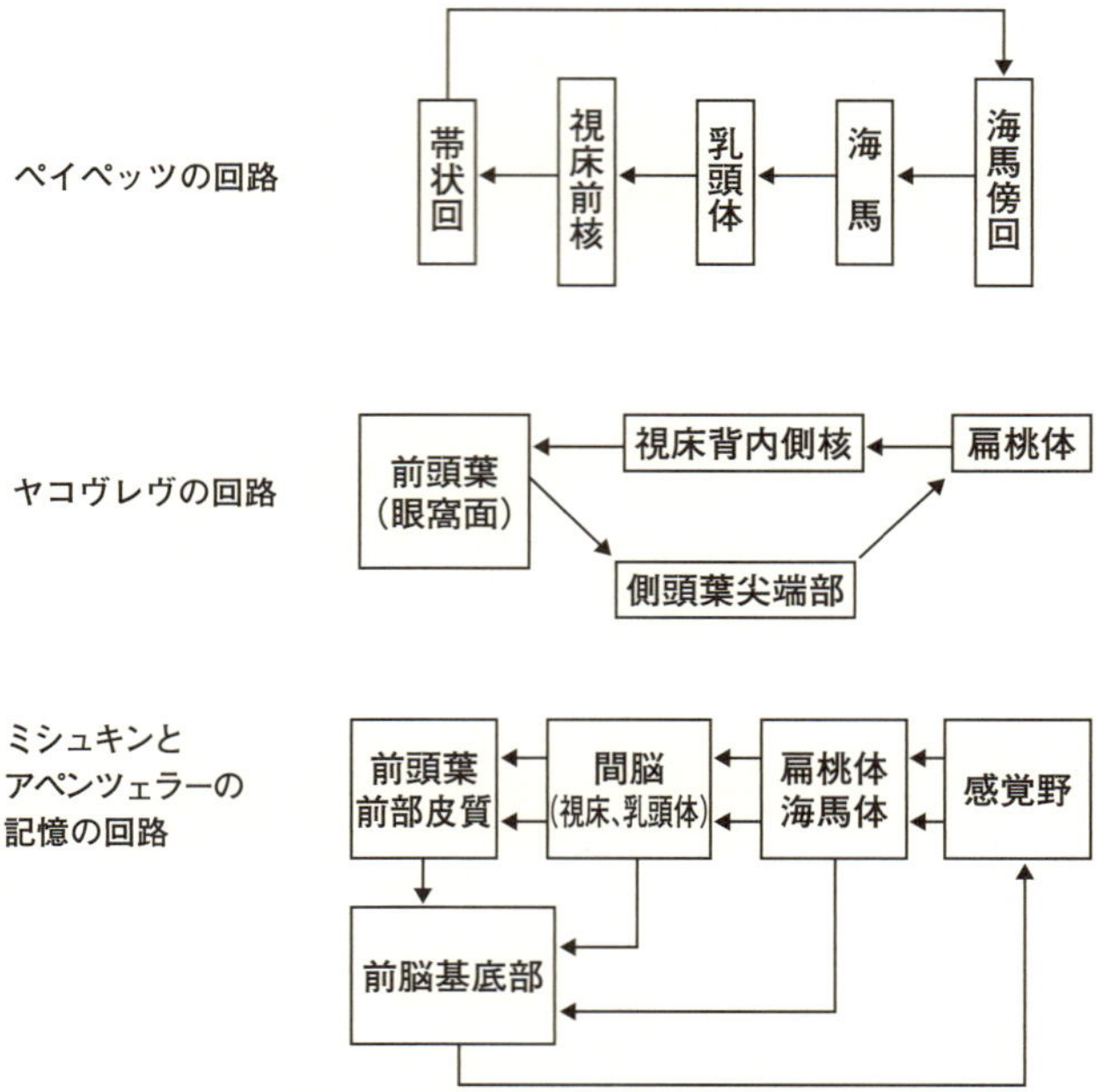

図2－6　記憶と情動の神経回路はさまざまに提唱されてきた

こすようになるとともに涙もろくなり、性格が温和になったりするのは、ペイペッツの回路の老化性退行によるものです。

記憶の回路でもあり、情動の回路でもある新しい回路を、一九四三年にヤコブレフが提唱しました。また、ミシュキンとアベンツェラーも記憶の回路として新たなモデルを提唱しています。このモデルはペイペッツの回路やヤコブレフの回路を基にしたものですが、海馬と扁桃体をひとまとめにしており、脳科学の進歩に見合った形で、前頭連合野と前脳基底部が描かれています。

感覚入力の種類によって、それぞれの感覚刺激が対応する感覚思考中枢としての大脳連合野が、この記憶の回路の中に組み込まれたことは当然といえます。そして、海馬、扁桃体にはエストロゲン受容体、インスリン受容体が豊富に含まれており、ともに記憶と深い関係があります。

脳の可塑性と長期増強

脳という臓器の大きな特徴として、「可塑性」が挙げられます。粘土などの軟らかい物質は、力を加えて変形させると、変えられた形をそのまま保ちます。この現象のことを可塑性といいます。脳が外から影響を受け、その結果もたらされた機能状態の変化が、その影響が去ったあとも続く状態のことを脳の可塑性とよびます。私たちが外からの情報刺激を受けて経験を獲得しながら、記憶、学習できるのは、脳の可塑性によるものです。

情報刺激を受けると、シナプスに形態学的変化が起こり、シナプス伝達の機能的変化がこれに伴います。具体的には、樹状突起や樹状突起の上のスパインの数の変化、シナプス自体の数の変化、神経伝達物質の代謝回転や細胞膜の興奮性の変化などが起こります。

海馬は可塑性の面でも主役を演じます。脳の中で記憶・学習がどのようなメカニズムによって形成されるのかについては、長期増強といわれる有名な現象があります。これは電気生理学的現象の一種で、興奮性のシナプスの入力に、高頻度の刺激（テタヌス刺激）を短時間加えると、刺激を止めたあとも長時間にわたって、そのシナプスでの伝導が促進した状態が続くことをいいます（図2－7）。長期増強は記憶の場である海馬ではじめて見いだされた現象で、脳の可塑性による機能の一つです。

長期増強が記憶・学習の基礎過程を担っているという考えは、いろいろな事実から支持されています。長期増強が起こりにくくなるような薬を与えると学習が遅れること、動物の脳を刺激して長期増強を起こすと学習能力が上がること、動物に学習課題を課すと学習の進行とともにシナプス伝達効率が持続的に上昇すること、動物は老化とともに長期増強と学習能力が並行して下がること、などがわかっています。

長期増強のメカニズム

記憶とは脳の可塑性に基づく長期増強という現象の結果であることは、現在では広く認め

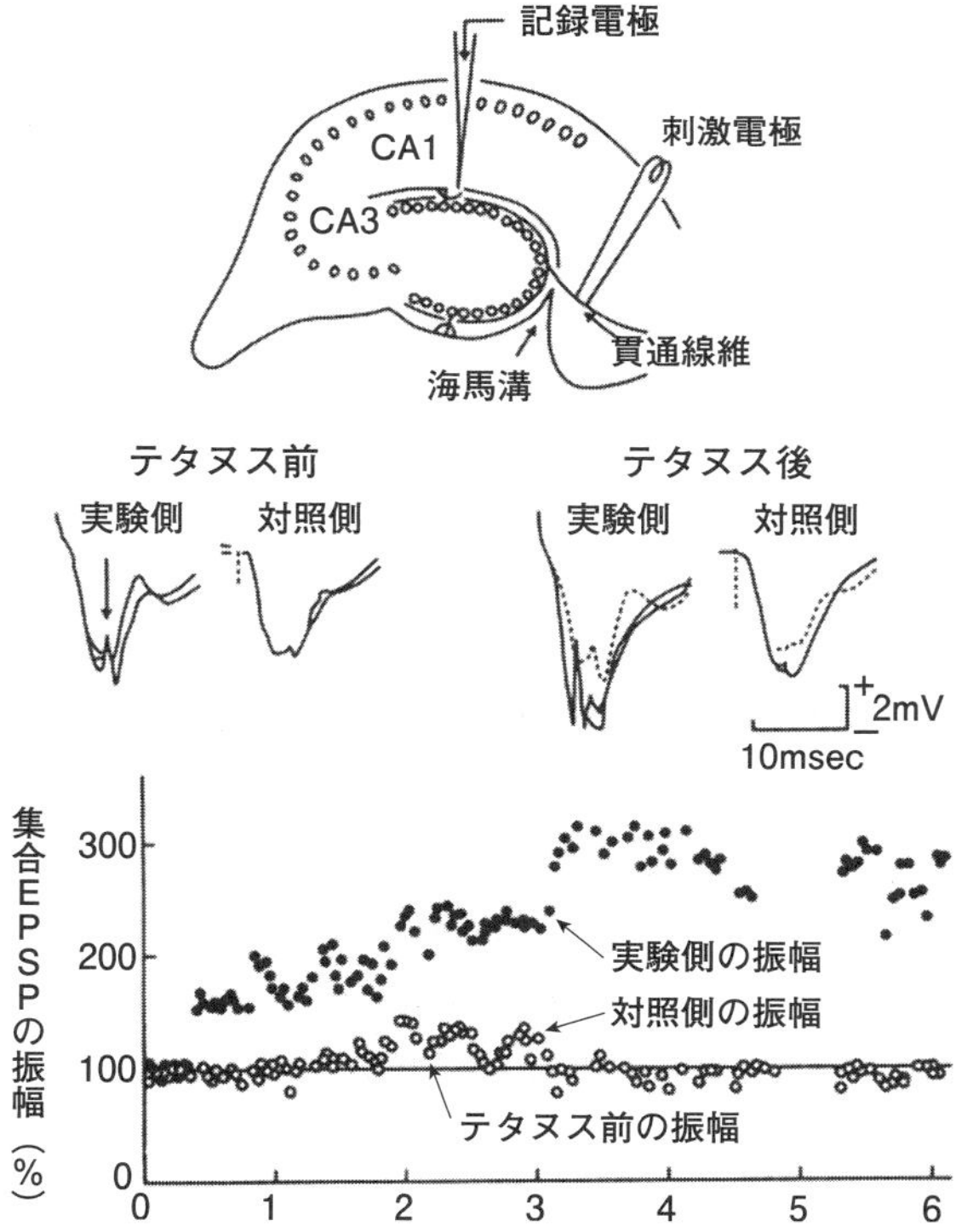

図２－７　歯状回でみられた長期増強の一例
タテ軸のEPSPは興奮性高シナプス電位

られていますが、その詳しいメカニズムはどうなっているのでしょうか？

海馬の断面に主要な神経経路を描きいれたものを図に示します（図２－８）。海馬での記憶の形成は、次の三段階を経て行われます。まず貫通線維となって海馬に入ってきた入

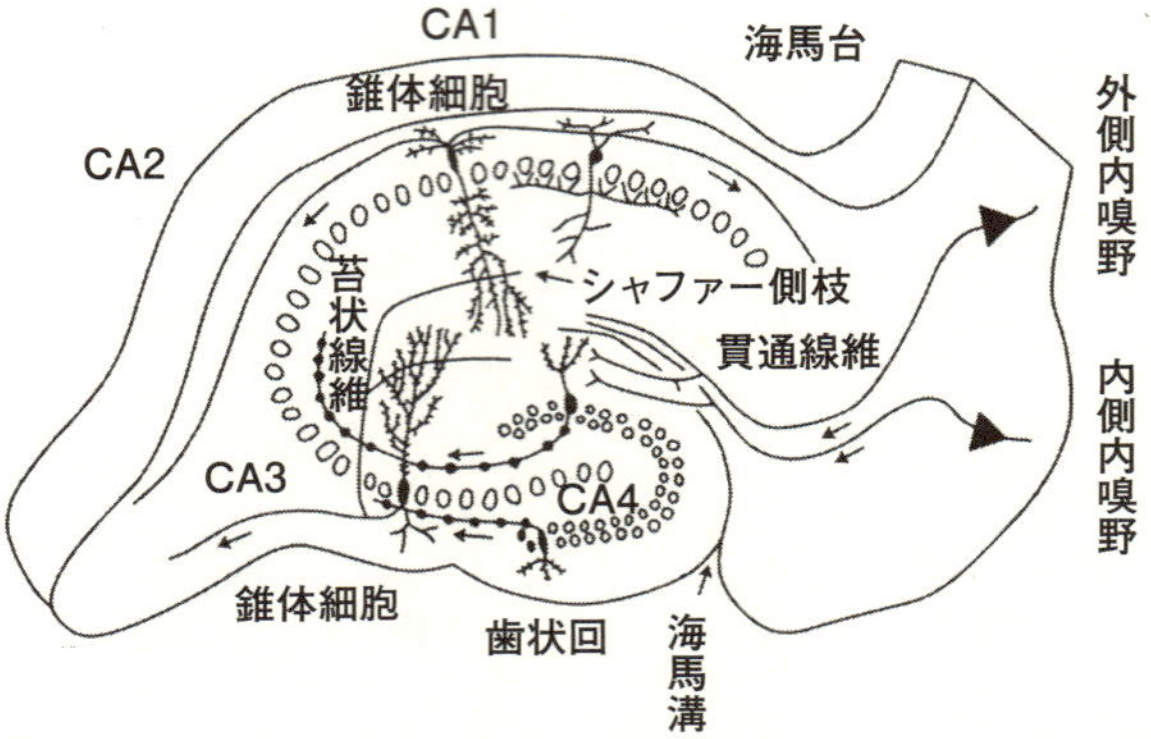

図2－8　海馬の構造と長期増強（海馬の長軸に垂直な断面）
CA3領域での長期増強を示す

力線維は、歯状回顆粒細胞との間に最初のシナプスをつくります。ここは、アルツハイマー病で早期に強く冒される部位として、よく知られています。第6章で述べる、私たちがつくったアルツハイマー病のモデルラット（〝脳の糖尿病ラット〟）でも、主病変の場となっています。

次に、顆粒細胞からの出力である苔状線維は、CA3領域の錐体細胞との間に二段目のシナプスをつくります。最後にCA3錐体細胞の出力であるシャファー側枝は、CA1錐体細胞との間に三段目のシナプスをつくります。長期増強は、これらの三つの部位で観察することができます。図では貫通線維刺激によってCA3領域で観察された長期増強の様子を示しています。

ここで、長期増強を分子レベルで見たメカニズムについても、説明しておきます。その機構が最もよく知られている、ＣＡ１シナプスでの長期増強について見ていきましょう。

ＣＡ１領域の長期増強には、興奮性の神経伝達物質としてグルタミン酸が関わっています。グルタミン酸の受容体には多くの型がありますが、ここではＮＭＤＡ受容体と非ＮＭＤＡ受容体という二つの型に注目します。長期増強を起こすような刺激を受けると、まず非ＮＭＤＡ受容体が活性化されます。すると、それまでＮＭＤＡ受容体をブロックしていたマグネシウムイオンが除かれ、神経伝達物質であるグルタミン酸がＮＭＤＡ受容体を活性化して、細胞内にセカンドメッセンジャーの一つであるカルシウムイオンが入ってきます。その結果、カルシウム依存性の各種のリン酸化酵素が連続的に活性化されて、遺伝子を含めた複雑な情報伝達によって記憶が形成されるのです（図２－９）。

なお、アルツハイマー病治療薬として最近注目されているインスリンと、糖尿病治療薬のインクレチン関連薬のリラグルチドは、長期増強を促進することがわかっています。これらについては第８章で詳しくお話しします。

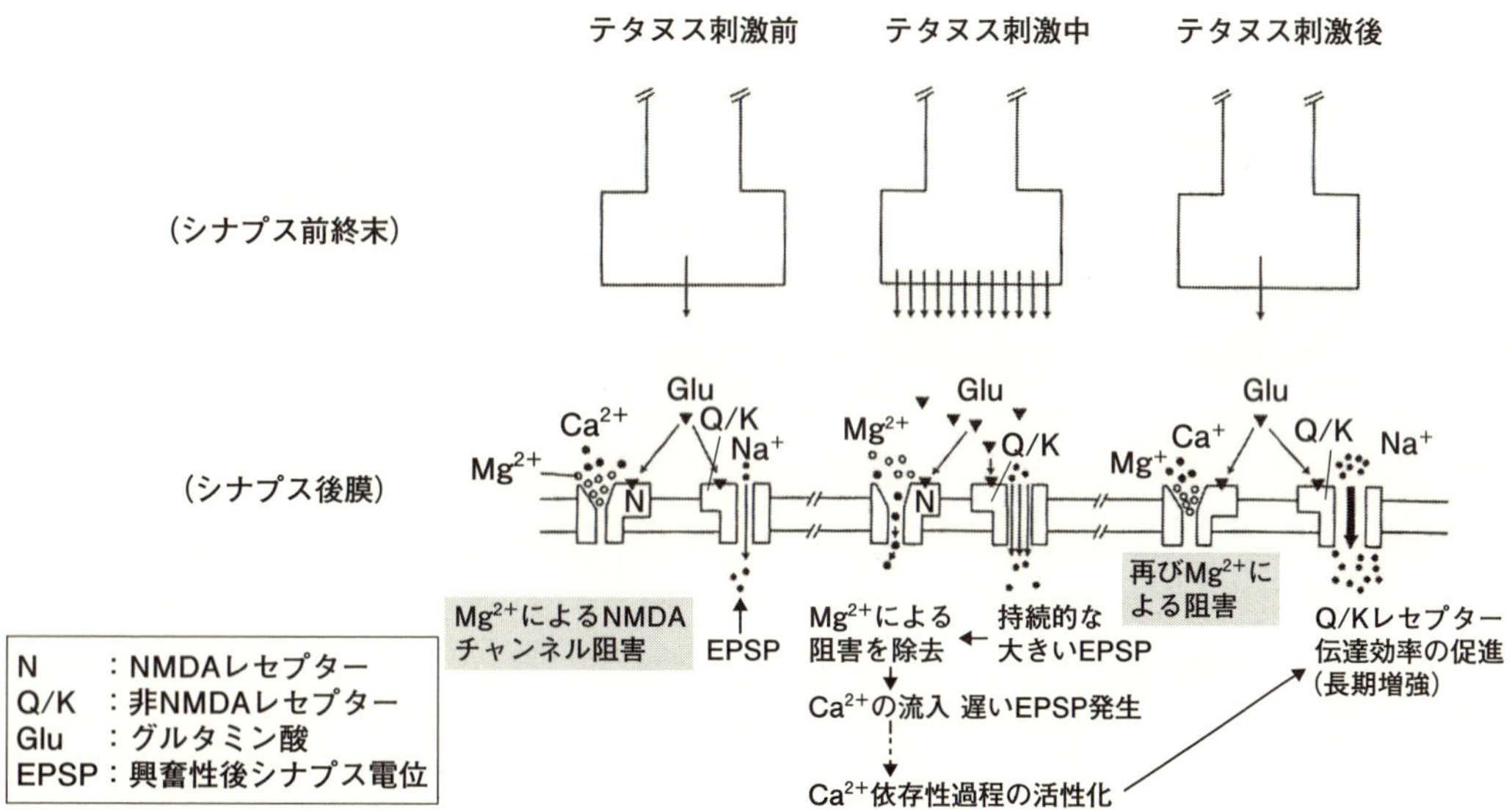

図2－9　長期増強現象における興奮性アミノ酸受容体の関与

病気の場としての脳

脳は壊れやすい臓器です。海馬などでは生涯、神経の新生が行われてはいるものの、肝臓などとは異なって再生しにくい臓器です。ですから、大切にしなければなりません。酸素不足に対する抵抗力も弱く、虚血によって容易に神経細胞死をきたします。加えて脳は、他のどの臓器よりも多くのエネルギーを必要とします。一日に一二〇gものブドウ糖を消費する大食漢です。脳が緊急にブドウ糖を必要とするときには、砂糖は速効性があります。ブドウ糖不足になりやすい朝の食事抜きが健康によくないことは、よく知られています。薬物治療中の糖尿病患者に時にみられる低血糖発作は、一回ごとに脳に傷跡を残します。

しかし一方で、過剰な糖の摂取は、あとで詳しくお話しするように高インスリン血症を起こし、脳の障害に繋がります。また、過剰な糖は脂肪細胞に取り込まれ、中性脂肪に変わったりします。脳は糖不足になりやすいと同時に、糖過剰の害も受けやすいのです。

また、脳はアルコールに対しても非常に敏感です。ビールをグラス一杯飲むと、約五〇〇〇個の脳の神経細胞死が起こると試算されています。

特定の原因がなくても、二〇歳以降は毎日一〇万〜二〇万個の脳神経細胞が自然経過として脱落します。この神経細胞死のメカニズムは盛んな研究の対象となっています。また、遺伝子によってプログラムされた神経細胞死もあります。脳の発生過程で胚子期から胎児期にかけて、神経細胞は増殖しながら定められた場所に移動します。この際、成熟脳で必要とされるよりも神経細胞は過剰につくられ、その後、神経細胞死によって減少してゆくことが知られています。このような細胞死は遺伝子によってプログラムされたもので、発生脳の持つ可塑性を支えているという機能的意味があります。細胞死は必ずしも病気や老化と直接つながったものとは限らないのです。

神経細胞は大脳のみで約一四〇億あるとされています。脳全体では一〇〇〇億ほどともいわれています。先にお話ししたように、脳には役割分担による機能局在があり、場所によって神経細胞の脱落が症状となって現れやすい場所と現れにくい場所とがあります。後者のことを沈黙野（silent area）といいます（実際には〝沈黙〟しているわけではありませんが）。前者が病変に冒された「病気」という自然現象は、脳の機能を知るうえで役立ってきました。しかし、この場合にも、脳血管障害や脳腫瘍などで比較的短期間に脳の広い範囲が破壊されたような状態を除けば、神経細胞の細胞死の進行と、症状の発現との間には、長い時間差があります。二日酔いや全身麻酔などを繰り返して、そのつど一〇〇万の神経細胞またはシナプスを失ったとしても、〝記憶の消しゴム〟といわれるアルコール性飲料を毎日飲み続けても、当面は症状が出ることはありません。脳の細胞には膨大な余蓄があるからです。しかし、いったん残存神経細胞の数が臨界点を割ると、脳の障害は目に見えて現れます。このことが脳の病気の現れ方の特徴の一つです。

次の章でもお話ししますが、アルツハイマー病は家族または本人が、少し物忘れがでてきたか、と思うよりも一五年から二〇年ほど前から、海馬を中心として、事実上は発病していることが知られているのです。

第1章、第2章を通じて、生体の中を情報はどのようにして伝わっていくのか、そして情報伝達系としての脳の基本的構造と、海馬の機能についての概略を述べました。次章からはいよいよ本論に入ります。

第3章

アルツハイマー病とはどんな病気か

生活習慣病とはなにか

この本の主題は、アルツハイマー病と糖尿病という二つの病気の間の深い関係についてわかってきた、最新の研究を紹介することです。この二つの病気はともに生活習慣病の範疇《はんちゅう》に入りますが、そもそも、生活習慣病とはどのような概念でしょうか？

生活習慣病とは、老化と生活習慣という二大要因が重複することによって起こる疾患であり、先進国における死因の大部分を占めています。以前は〝成人病〟とよばれていました。ヒトは二〇歳に達すると全身の老化が始まり、その後、徐々に老化の進行がみられます。そういう意味で〝成人病〟という名称は、合理的でした（あえて〝老年病〟または〝老化病〟という呼称を避けたのは、聞く人に与える抵抗感を避けたものと考えられます）。いまでは、生活習慣病の原因となるような生活習慣は、いずれも老化の促進につながることがわかっています。そのため、生活習慣病の基本的原因は老化であるとも言えるのです。

それでは老化の定義、概念はどのようなものでしょうか？　老化の原因としては多くの説がなされていますが、代表的なものをいくつか取り上げることにしましょう。

老化とはなにか

遺伝子のDNAは、日常生活に伴う各種のストレス、喫煙、自然からの放射線、日本でとくに多いCT撮像などに由来する医用放射線への暴露、太陽光線の中の紫外線、食物中の変異原物質などによって、日常的に損傷を受けます。この損傷は、遺伝子の働きによって自然に修復されるようにできていますが、損傷と修復を繰り返している間に、徐々に修復ミスが重積していきます。この修復ミスの積み重ねが、老化であると考えられています。アンチエイジングの努力によって老化の進行を遅らせることはできても、一度進行した老化は後戻りすることはありません。したがって老化は不可逆的現象です。若返りということは、理論的にあり得ないのです。

〝生活習慣病〟という名称は、日々の生活に基づくさまざまな要因が発症にかかわっていることを強調し、予防努力を奨励する意味でつけられたものです。生活習慣病は老化を基盤としている病気のため、根本的に治癒することはありません。予防が大切です。この意味で世界的にアンチエイジングへの関心が急速に高まっています。二〇一五年二月二三日付のアメリカの週刊誌『タイム』は、「アンチエイジング医学の進歩によって、現代の新生児は一九

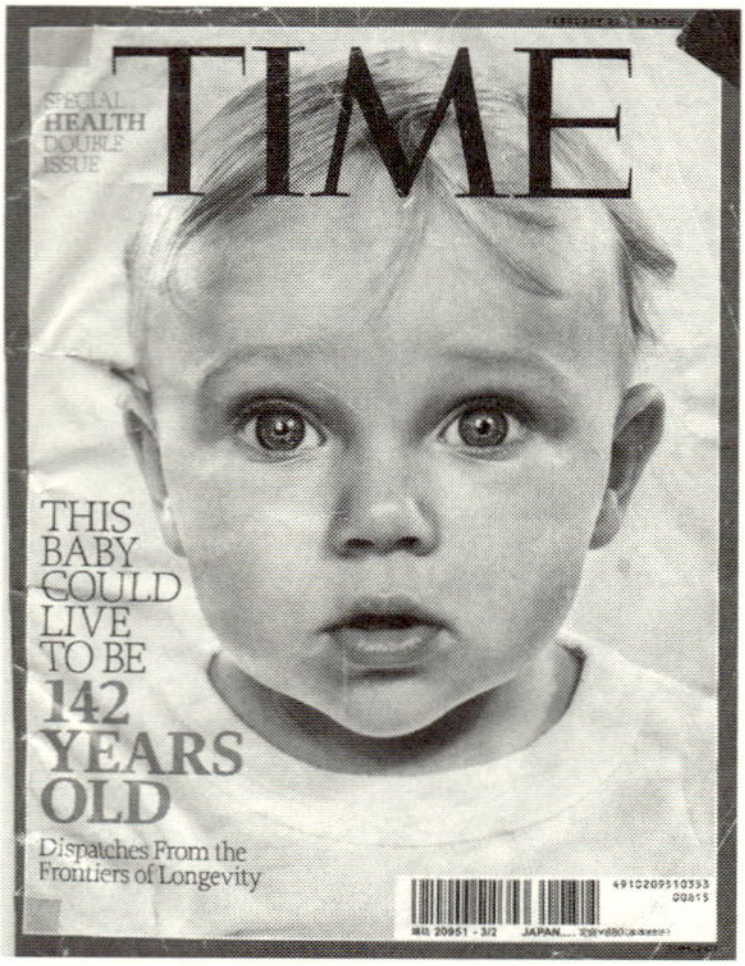

図３－１　「現代の新生児は142歳まで生存可能」と報じた『タイム』誌

二五年に生まれた人よりも平均で二〇年間永く生存し、一四二歳まで生存可能である」とカバーストーリーで報じています（図３－１）。

　個人の各臓器の老化度を計測した結果に基づいて、老化の進行を抑制するための指導をするアンチエイジング・ドックは、まだ日本では、人間ドックほど普及していません。今後の生活習慣病対策は、この方面に重点が置かれるべきであると考えられます。

　生活習慣病として挙げられるものには、高血圧症、虚血性心疾患、大動脈瘤、脳血管障害（脳出血、脳梗塞、多発性ラクナ脳梗塞、脳血管性認知症、くも膜下出血）、脳室周囲白質変性、各種のがん、アルツハイマー病、２型糖尿病、歯周病などがあります。なかでも糖尿病の人は、あらゆる生活習慣病に罹るリスクが非糖尿病の人よりも高く、糖尿病は〝生活習慣病の王様〟格です。そして最近、認知症の一種であるアルツハイマー病が、糖尿病と基本的病態が同一であることがわかってきているのです。

増えつづけるアルツハイマー病

糖尿病と認知症はいずれも、世界的に、とくにアジア地域で急激に増え続けている病気です。医者の間では、〝人を診たら糖尿病と思え、高齢者を診たら認知症と思え〟という表現があるほどです。これは経済成長に伴った飽食化と高齢化がつくり出した状況です。

認知症とは、脳の異常によって、成人になってから知的機能が低下する後天的な病気のことです。七〇歳以上の高齢者にとっては、がんに次いで二番目に多い病気であるとともに、先進国で最も急速に発症が増加している病気です。

認知症のリスクは、加齢とともに指数関数的に高くなります。〝認知症になったら大変だ〟という不安感、いままで蓄えてきた知恵や記憶が失われていく喪失感、それに伴う悲しみといった個人的な問題だけではなく、家族をはじめとする周囲の困惑、認知症の人の介護を受け入れる社会体制の遅れなど、社会の抱えている問題が浮き彫りになります。

認知症は、いくつかの病気を含んだ総括名です。その中で五〇％強がアルツハイマー病、三〇％弱が脳血管性認知症、一二％がアルツハイマー病と脳血管性認知症の合併症、残りとしてレビー小体型認知症、認知症を伴うパーキンソン病、前頭側頭型認知症、ハンチントン病、クロイツフェルト・ヤコブ病、ＨＩＶ関連認知症、梅毒関連認知症、慢性硬膜下血腫、正常圧水頭症、甲状腺機能低下症があります。合併例を含めると、認知症の約七〇％がアルツハイマー病なのです。

一九五〇年代までは、アルツハイマー病とは、欧米諸国ではときどきみられるものの、日本では精神病学領域の稀な病気というイメージで捉えられており、大学医学部でも内科学の講義の中で取り上げられることは、あまりありませんでした。当時の日本では認知症といえば、脳血管性認知症のことでした。ところが、その後の厚生労働省の統計によると、日本の認知症か、その予備軍の人の数は、二〇一二年で約六二〇万人（六五歳以上の人の七人に一人、八五歳以上の人の四人に一人）となりました。そのうち、約三二〇万人がアルツハイマー病です。二〇二五年には約六七五万～七三〇万人（六五歳以上の人の五人に一人）が認知症になると推定されています。アメリカでは現在、アルツハイマー病患者の数は五三〇万人ですが、二〇五〇年までにその数は三倍になると推定されています。しかし、この病気に対する根本的治療法は存在しないというのが現実です。

記憶にはさまざまな種類がある

〝わたくし〟とは、脳の神経細胞の活動の産物です。〝わたくし〟は脳の働きとしての記憶を基として、時間の流れの上で自我を意識しています。この記憶が損なわれるのがアルツハイマー病です。

記憶にもいろいろなものがあります。電話をかけようとして電話番号を確認してダイヤルをする。かけ終わるとすぐ忘れてしまう。このように注意を向けている間だけ保たれる記憶のことを「作業記憶」とよび、脳の前頭葉といわれる領域の働きによるものです。作業記憶は、「即時記憶」の延長されたものとして捉えることができます。即時記憶とは、「現在」という瞬間での思考の流れを決めるもので、いま何に注目しているかという記憶です。この記憶は復唱が繰り返されない場合には、数十秒で消えます。

最近の記憶、数分前から数日前ほどの間の記憶は「短期記憶」といわれ、脳の中の海馬がその役割を担っています。アルツハイマー病ではこの場所が最も早く、最も強く冒されます。いわゆる物忘れです。海馬は生理的にも老人性変化が起こりやすい場所です。ですから「物忘れ」イコール「アルツハイマー病」ではありません。

短期記憶に対して、「長期記憶」という記憶があります。長期記憶には陳述的記憶と手続き的記憶があり、陳述的記憶はさらにエピソード記憶と意味記憶に分けられます。

陳述的記憶は第三者に伝達可能な記憶です。エピソード記憶は生活記憶とも呼ばれ、〝いつ、どこで、何をしたか〟の類です。流動性能力という言い方もあります。健常者であっても加齢とともに少しずつ低下していく能力です。アルツハイマー病では短期記憶に続いて、このエピソード記憶が失われます。エピソード記憶に深く関係しているのは、内側側頭葉といわれる領域です。この領域は海馬と海馬傍回というところで成り立っていて、過去のエピソード記憶をよび起こし、それをもとに未来の予定を立てる機能を持っています。アルツハイマー病になると、未来の予定が立てにくくなります。

意味記憶は〝アメリカの首府はワシントンD.C.〟といった、知識や学習経験に基づく記憶です。結晶性能力ともいわれます。「亀の甲より年の功」といわれるものは、この結晶性能力のことを指しています。健常老年者では容易には低下せず、ときには上昇することさえあります。アルツハイマー病では生活記憶よりもやや遅れて、意味記憶も脱落していきます。

一方、手続き的記憶は体で覚えている記憶です。自転車乗りなどの運動技能、碁、将棋のルールの記憶など、多様なものが含まれます。この記憶は大脳基底核や小脳といわれる場所が担当しています。

海馬と記憶についてのＨＭの貢献

生前、死後を通して、海馬と記憶の関係についての研究に多大な貢献をした世界的に有名な人物がいます。一九二六年生まれの、その名はヘンリー・モライソン（Henry Molaison）、研究者たちには「ＨＭ」というイニシャルでよばれています。九歳のときの自転車事故が原因となって、てんかんの発作を起こすようになり、一六歳ころからは、けいれんの激しさ、発作の頻度が次第に増すようになります。

二七歳のときに、脳外科医スコヴィルによって、両側の海馬とその周辺部の切除手術が施されました。すると手術後から新しい出来事を記憶に保持することができなくなりました。前向性健忘といわれる現象です。また、手術の四日前までのことは記憶になく、数年前のことも部分的に記憶から失われていました。逆行性健忘といわれる現象です。しかし海馬とは関係のない作業記憶、手続き的記憶は保たれていました。

記憶がないので、友達というものはできません。同じ映画を何度観ても、初めて観たように感じます。年月の経過を感じないために、つねに自分が若いと思っており、鏡を見ては、老いた自分の姿にショックを受けます。記憶以外の点では、精神状態は正常であったようです。

ＨＭについての研究を通して、海馬が短期記憶の形成に重要なだけでなく、長期記憶をつくって大脳皮質の各部分に送り出しているということも明らかになりました。ＨＭは二〇〇八年に死亡し、剖検して脳切片から海馬の三次元モデルがつくられました。しかし、その結果によると、生前の画像検査から推定していたよりも、海馬のかなりの部分が残っていたことがわかりました。海馬と記憶の関係については、今後も一層の研究が必要です。

アルツハイマー病の原因物質

ＨＭの例は手術によって海馬が切除されたために記憶が失われたケースでした。では、同じように記憶を失うアルツハイマー病とは、どんな病気なのでしょうか。

アルツハイマー病とは、一口で言えば、脳の中でアミロイドβタンパクといわれる絹糸のような強靱な線維性のタンパク質が過剰に蓄積して、神経細胞の外の間質に、老人斑とよばれる塊ができていく病気です（図３－２）。

アミロイド・カスケード反応といわれる一連の連鎖反応があります（図3－3）。カスケード反応とは第1章で見たように、反応が連続して起こることです。アミロイドβタンパクは、アミロイドβ前駆体タンパク（APP）という脳の神経細胞の細胞膜にある大きいタンパク質から、酵素によって切り出された断片が集まってできます。この切り出しをするのは、やはり細胞膜にある、βセクレターゼとγセクレターゼという二つの酵素です。したがってアルツハイマー病の新薬の開発では、これらの酵素の作用を阻害するものがつくられています。しかし、これらの酵素は体のために必要な他のタンパク質を分解する作用も持っているために、副作用が必然的に出てきます。この点については、第8章であらためて治療薬との関係でお話しします。

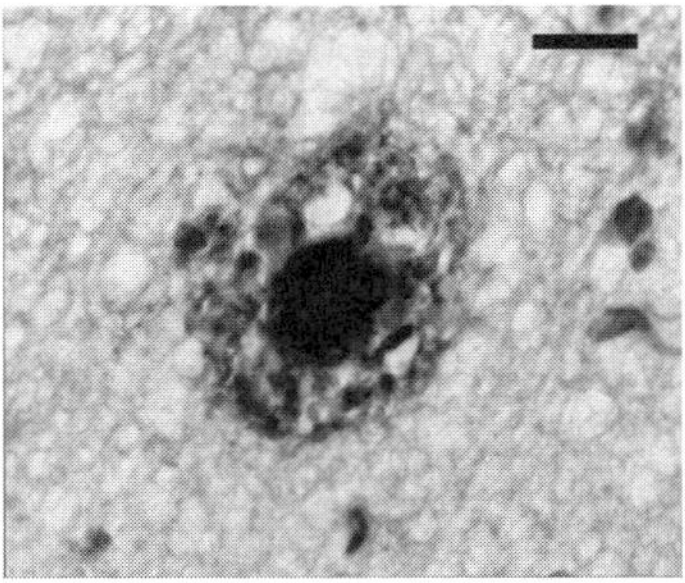

図3－2　老人斑

アミロイド・カスケード仮説

老人斑の出現に続いて、一連の化学的連鎖反応の次の段階では、神経細胞の内部に異常にリン酸化されたタウタンパクといわれるタンパク質が凝集して蓄積し、線維となっ

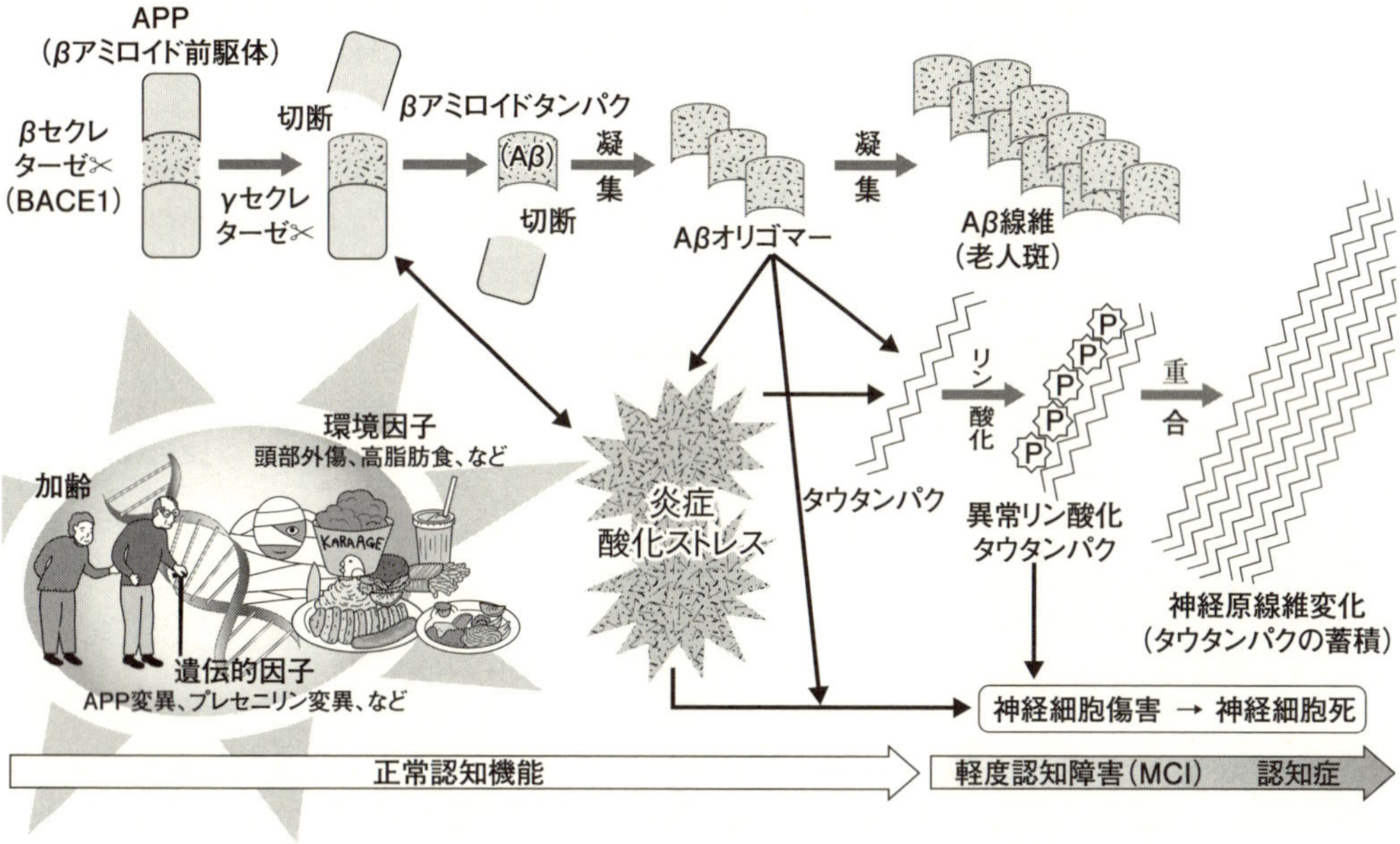

図3−3　アミロイド・カスケード反応

て神経細胞の中を埋め尽くします。その結果、神経原線維変化という状態が生まれます（図3－4）。リン酸化については第1章でも説明しましたが、大切な点ですので繰り返しておきましょう。

細胞から細胞へと情報を伝えるための手段の一つが、タンパク質のリン酸化です。タンパク質を構成するアミノ酸は二〇種類あり、その並び方でタンパク質としての種類、立体構造、性格が決まります。そのなかでもとくに重要なのは、セリン、スレオニン、チロシンというアミノ酸にリン酸基がついて、リン酸化されることです。たとえばホルモンという鍵が、細胞の表面にあるホルモン受容体タンパク質という鍵穴に結合すると、受容体タンパク質の中のアミノ酸がリン酸化され、タンパク質の性格が変わって働きはじめ、活性化されます。すると連鎖反応として、下流の別のタンパク質がリン酸化され、次から次へとタンパク質のリン酸化のリレーが始まり、情報が伝わっていくのです。

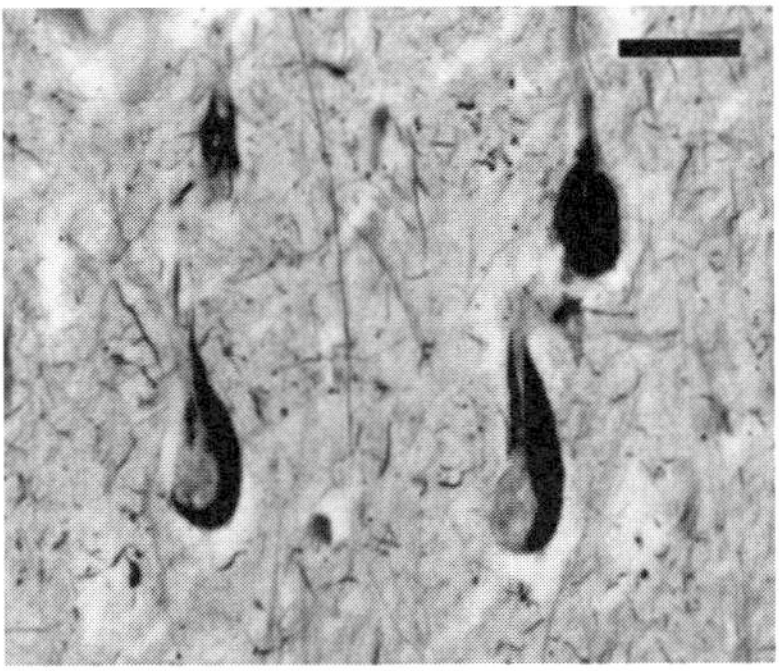
図3－4　神経原線維変化

タウタンパクは元来、細胞が正常な機能を営むうえで必要な役割をしているタンパク質ですが、過剰にリン酸化されると、〝異常な折り畳み構造〟をつくります。すると、神経細胞内で重合して、神経原線維変化を起こしてアミロイドβタンパクが蓄積するとともに、毒性を発揮して、細胞から細胞へと伝えていきます。その結果、神経細胞が次々と死んでいってしまうのです。このような現象を、最近では「タンパクがん」とよんだりしています。

脳に蓄積してこのような現象を起こすアミロイドβタンパクのおもなものは、アミロイドβ42とアミロイドβ40の二種類です。アミロイドβ40よりもアミロイドβ42のほうが凝集しやすく、神経細胞を傷つけやすいことがわかっています。また、オリゴマーといわれるもっと小さいアミロイドβタンパクも、老人斑の形成には関与しませんが、同じように神経細胞を殺すこともわかってきました。オリゴマーは小さいので、神経細胞の間の液体に溶けた形になっていて、可溶性オリゴマータンパクとよばれたりもします。

アミロイドβタンパクは正常な脳でもつくられていますが、若いころはアポリポタンパク、トランスサイレチン、ミクログリアなどの働きで、切り出されたアミロイドβタンパクは次々と分解され、脳から排除されてしまうので問題はありません。しかし歳をとると、溜まる量が分解される量を上回り、アルツハイマー病の発病に繋がるのです。

このアミロイド・カスケード反応によってアミロイドβタンパクが蓄積し、アルツハイマー病の発病に至るという考え方は、一九九二年に提唱され、アミロイド・カスケード仮説といわれています。ただし現在では仮説ではなく、真実と考えられています。

アルツハイマー病ではまず海馬が損傷する

このような変化は、脳の中で記憶を担当している海馬で最も早く、そして最も強く起こります。その結果、海馬を起点として脳の萎縮が進行し、最近の記憶から失われていきます。

ここであらためて紹介しますと、海馬は脳の中で側頭葉の内側の底部奥深くに位置する、古い大脳皮質の一部です。海馬に加えて、周辺の海馬台、歯状回などを合わせて、総合的に海馬体、海馬傍回ともよびます。

健常者の海馬に入ってきた情報は、新しい記憶として二四時間から数日の間、海馬の中に蓄えられ、この間に、必要な記憶と捨てられる記憶とに整理されます。必要な記憶は海馬のCA1、CA3などの領域で長期記憶に形成されたあと、再び、情報の最初の入り口である視覚野、聴覚野などに仕分けされて大脳皮質に戻され、長く蓄えられます。海馬で形成された長期記憶が、それぞれの大脳皮質にいつ戻されるかは、記憶の種類、移される大脳皮質の場所によって異なるようです。睡眠は、海馬で行われる記憶の整理を助けるといわれています。

アルツハイマー病は、この海馬への入力のときに最初の受け皿となる、海馬の歯状回の顆粒神経細胞が冒されることによって起こる病気なのです。そのために、まず短期記憶が障害されるのです。

一方で、海馬で長期記憶を形成するための作業が進行している最中に、強い刺激が加わると、作業が中断され記憶が失われます。交通事故などで頭部に打撲を受けた人が、事故調査を受けた時に、事故に遭遇した時点よりも前の、ある時間内に起こったことを覚えていないという、前述の逆行性健忘といわれる現象がみられるのはこのためです。

アルツハイマー病の危険因子

アルツハイマー病は、脳血管性の障害と合併してみられることが多く、脳血管性の障害はアルツハイマー病の重大な危険因子です。また実際にはそのように診断されなくても、アルツハイマー病の人に脳血管性障害の要素が加わっていることは、頭部ＭＲＩの画像からも非常に多くみられます。しかし、アルツハイマー病の最大の危険因子は、実はなによりも糖尿病なのです。これが本書の真の主題ですので、のちほどじっくりとお話しします。

　ほかにアルツハイマー病の危険因子として挙げられるのは、家族歴、特定の遺伝因子、喫煙、アルコール性飲料の多飲、高血圧、脂質異常症、不適切な血圧降下剤の使用、難聴などです。両親のどちらかがアルツハイマー病の場合には、発症する危険は一〇％から三〇％上昇します。とくにその親が早期発症の場合には、それ以上の危険率になります。

　アルツハイマー病の多くは七〇歳を超えてから発症しますが、稀に四〇歳代から五〇歳代で発症し、症状の進行が速い早発性遺伝性アルツハイマー病といわれるものがあります。これは単一の遺伝子の突然変異によるものです。しかし多くのアルツハイマー病は、孤発性アルツハイマー病か、晩発性家族性アルツハイマー病といわれるものであり、複数の遺伝子的素質が発病と関係しています。この二つの病理変化は酷似しているので、ほとんど同じ過程を経ると考えられています。そのうちで最もよく知られているのが、ＡｐｏＥという遺伝子です。ＡｐｏＥはアポリポタンパクＥというコレステロールの運搬に関係するタンパク質をつくる遺伝子で、アミノ酸配列が１個異なるだけで２型、３型、４型の区別があり、アルツハイマー病の発病のリスクとなるのは４型のＡｐｏＥ４です。

　音や光などによる感覚刺激を過剰に受けることも、老化の進行が促進され、アルツハイマー病の因子となります。

七〇歳を超えた人の三分の二が、難聴の問題を持っているといわれていますが、アメリカの国立加齢研究所（ＮＩＡ）の研究結果によると、六〇歳以上の人ではアルツハイマー病のリスクの三六％が難聴と関係しており、聴力が一〇デシベル低下するごとに、アルツハイマー病のリスクが二〇％ずつ増加するとしています。アジアは世界的にみて、とくに老人性難聴が多い地域ですが、その原因として、アジア地域では街のあちらこちらで騒音が響き、おまけに音量が大きいことが挙げられています。近年、人々が通勤の途次など日常的にイヤホーンを装着して音楽を楽しむ傾向が顕著ですが、このことは将来に向かって老人性難聴の人口を、そしてアルツハイマー病の人口を大きく増大させる可能性があります。聴覚神経や小さな音を聞き取る作用を持った、鼓膜の奥にある有毛細胞の老化は、聞き取る音量が日常的に大きいほど早く進むのです。また、この有毛細胞は一度脱落すると、再生されません。したがって、さらに大きな音を必要として悪循環に陥ることも、老化に拍車をかける一因です。

眼の網膜の細胞の老化として、最近急増している老人病としての黄斑変性症のリスクも、受ける光の量が日常的に大きいほど上昇することがわかっています。感覚神経の基本的な性格として、聴覚神経は機能的に音を受け、網膜は光を受けるようにできていますが、これらの感覚刺激を過剰に受けると、老化が早く進行するのです。騒音の強い場所では、会話の内容以外の騒音を選択的にカットするデジタル耳栓を装着する、タレントのタモリのようにつねにサングラスをかけるなどの注意を払うことが、感覚神経の老化の進行を遅らせるためには理想的です。ただし、瞳孔が広がりすぎて、サングラスでカットしきれなかった紫外線が眼球基底を傷つけることもあり、その点も注意は必要です。また、アルコールの飲用と老人性難聴の間には深い関係があり、節酒も必要です。

アルツハイマー病でみられる症状

では、アルツハイマー病の典型的な症状について挙げていきましょう。まず、いつ、どこで、誰がという基本的なことがわからなくなります。これらは、時、場所、人の順序で進行します。計算能力も低下し、お金の管理が難しくなります。医者から処方された薬の自己管理は、比較的早期からできなくなります。後述の、簡易認知機能テストであるミニメンタルステート検査（ＭＭＳＥ）の結果が二三点以下では、処方された薬を正しく服用するには助けが必要となります。

進行すると、判断力に障害をきたすために、計画を立てたり、手順を経て行動を実施することができにくくなります。もっと進めば、着衣のしかた、歯ブラシの使い方など、ものの使い方がわからなくなります。読み書きや会話も困難になります。これらの症状は、程度や発生順序に多少の差はあるものの、すべての患者でみられ、時間経過とともに徐々に進行します。このことから、これらの症状を中核症状とよびます。

中核症状に対して、患者の置かれた環境、生活歴、教育歴、基本的人格、人間関係などによって現れたり、現れなかったりする周辺症状があります。幻覚、嫉妬妄想、物盗《と》られ妄想、粗暴な言語や行動、徘徊、異常な食行動、睡眠障害、抑うつ、不安といった症状です。ほかに、大脳皮質、前頭葉による理性的ブレーキがとれた解放現象の結果として、性的羞恥心の欠如などもあります。徘徊という行動をとることは知られていますが、一口に徘徊といっても、その内容はさまざまです。買い物に出かけてみたものの、途中で道に迷って、いまいる場所がわからなくなったり、買い物に出かけたことも忘れてしまったりします。近年の記憶が喪失して過去の世界に支配されるために、子供はすでに成人であるのに、「雨が降ってきたから、子供を学校へ迎えに行く」と言って外出したり、自宅にいるのに夕方になると「家に帰ります」と言って出ていく〝夕暮れ症候群〟といわれる行動もあります。

中核症状はあくまで記憶障害であり、最近の記憶の障害から始まって、病気の進行とともに、次第に過去に遡って記憶消失の範囲が拡大します。進行すれば、自分の配偶者や子供に向かって「あなたは誰？」と尋ねるようになります。

最近の記憶が残りにくいという点でいえば、健常者も質的には同様です。加齢とともに、年月が早く過ぎ去っていくように感じるのは、記憶に残ることが少なくなるからです。健常者であっても、二〇歳以降は脳の神経細胞の数が一日に数万個ずつ、あるいはそれ以上に減っているという計算もあります。飲酒による二日酔いをした場合には、三日分から五日分ほど減るとされています。八〇歳代後半になると、大脳皮質、小脳皮質、黒質、青斑核などの神経細胞は二〇歳代の約半数にまで減少します。

しかしアルツハイマー病では、このような正常老化による神経細胞の減少とはまったく異なる速度で、海馬を中心として神経細胞の数がどんどん減少していくのです。これがこの病気の本質です。

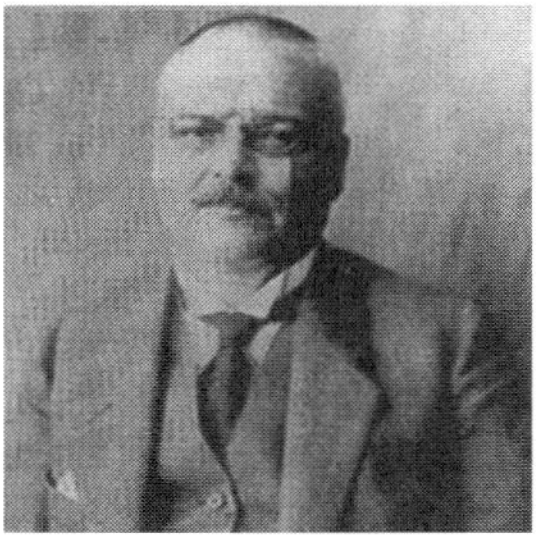

図3－5　アルツハイマー

なぜアルツハイマー病は女性に多いのか

アルツハイマー病はドイツのフランクフルトの精神科医ア

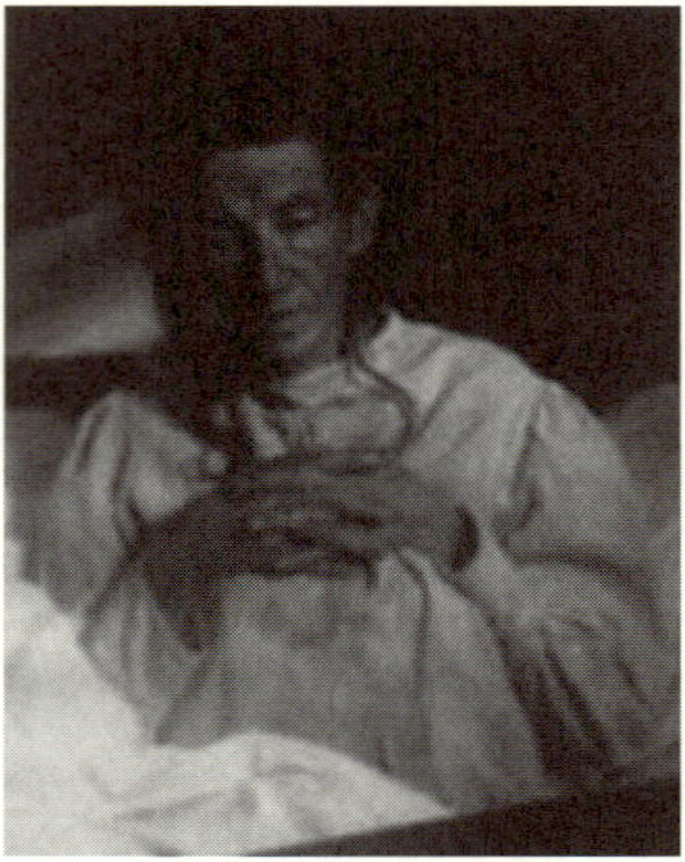

図３－６　アルツハイマーの最初の患者

ロイス・アルツハイマー（図３－５）が発見しました。記憶障害と「夫が浮気をしている」といった嫉妬妄想を持つ五一歳の女性（図３－６）を診療したことがきっかけです。その女性の死後、脳を解剖し、老人斑、神経原線維変化などの病変の顕微鏡所見を詳しく記載し、一九〇六年一一月に南西ドイツ精神医学会で報告したのです。現在、六五歳以上の日本人の七人に一人は認知症か、その前段階といわれていて、八五歳以上の四人に一人は認知症といわれています。そして認知症の人の半分以上は、アルツハイマー病です。

なかでも女性は男性の約二・五倍、アルツハイマー病に罹りやすいことがわかっています。女性は閉経によって、卵巣から出ているエストロゲンという女性ホルモンを急激に失うことが大きな理由です。実は、エストロゲンには脳に働いてアルツハイマー病の発症を抑える作用があることが、最近わかってきているのです。そのため、閉経はアルツハイマー病を引き起こす大きなきっかけになるといわれるようになっています。

エストロゲンの作用としては、①神経系の中の、インスリン様成長因子－１（ＩＧＦ－１）といわれる、インスリンとよく似た記憶物質として働くホルモンの発現を促す、②脳内のいろいろな神経伝達物質の作用によい影響を与える（たとえば記憶との関係が深いアセチルコリンを増やす）、③抗酸化作用、細胞死を抑える作用、脳の血流をよくする作用、脳内でのブドウ糖運搬を活性化させる作用がある、④アルツハイマー病の原因であるアミロイドβ前駆体タンパクができるのを抑える、などです。

女性は閉経後、副腎からわずかばかり分泌される男性ホルモンのテストステロンをエストロゲンに変えています。しかし、女性の体内のエストロゲンは七〇歳の時点では完全に底を突いた状態になります（図３－７）。

これに対して男性の体内でも、男性ホルモンであるテストステロンは年齢とともに減少しますが、そのスピードは女性に比べて緩やかで、七〇歳になっても底を突くことはありません（図３－８）。男性の体内のテストステロンはアロマターゼという酵素の作用を受けて、女性ホルモンであるエストロゲンに変わって脳に働き、記憶を上昇させます。したがって、五〇歳を超すと体の中のエストロゲンの量は、同じ年齢どうしでは女性よりも男性のほうが

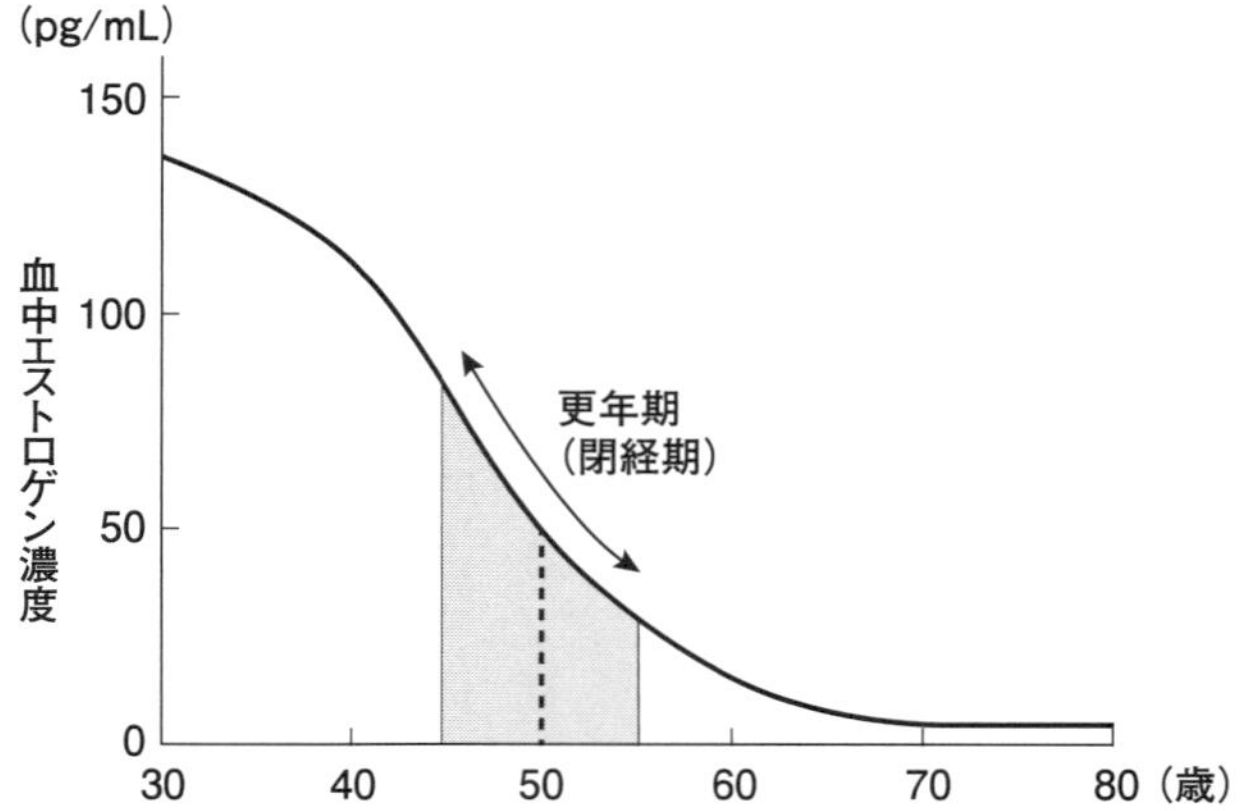

図3－7　女性の血中エストロゲンの年齢による減少

多くなります。男性のほうが比較的、アルツハイマー病になりにくいのは、そのためだと考えられています。

アルツハイマー病は「発症前」から発病する

アルツハイマー病の診断には、アミロイドＰＥＴ（陽電子放射断層撮影法、ポジトロン・エミッション・トモグラフィー）という、脳内にアミロイドβタンパクがたまっている状態を生体の画像から観察する方法がとられています。この方法によってわかってきたのは、アルツハイマー病は、家族または本人が、少し物忘れがでてきたかな、と思うよりも一五年から二〇年ほど前から、すでに発

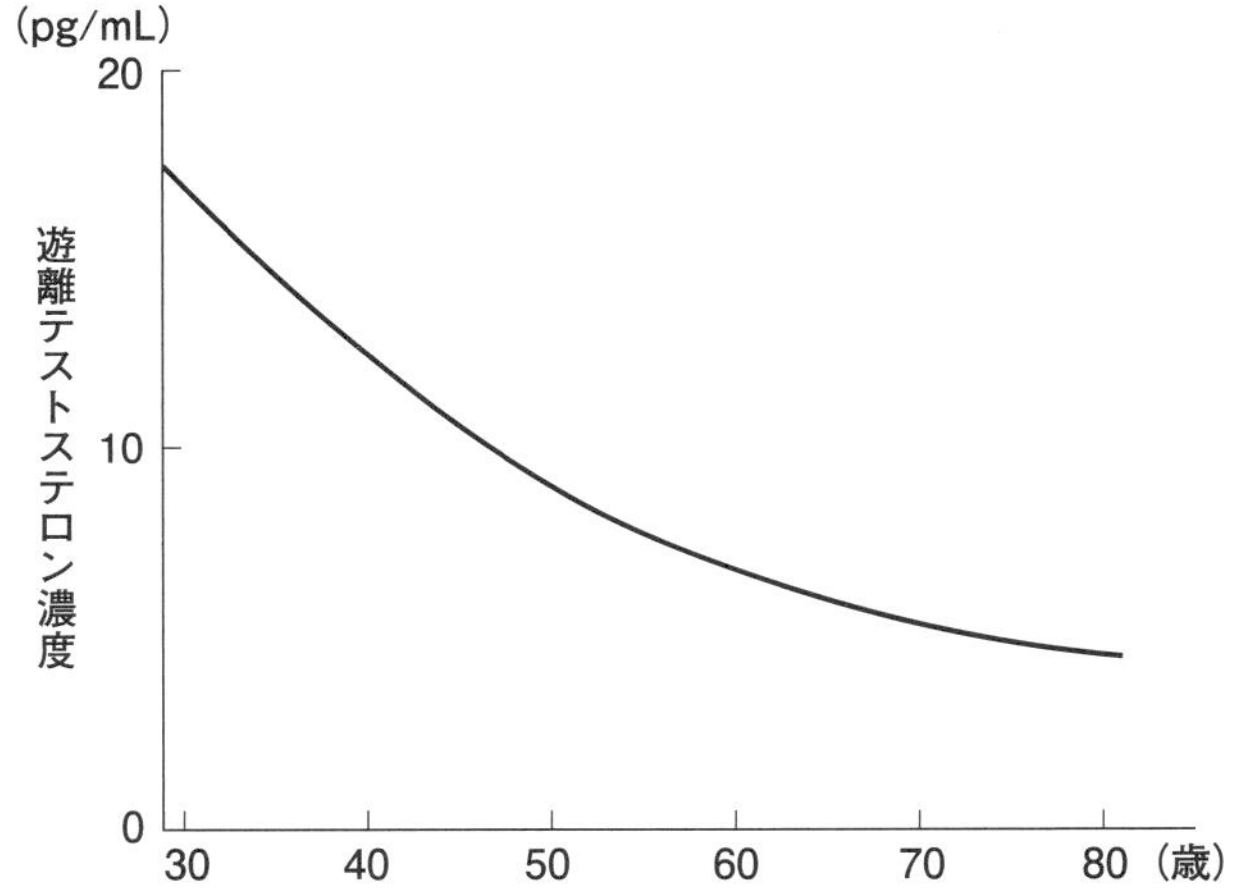

図3－8　男性の血中テストステロンの年齢による減少

病しているということです。その意味で早期診断、早期治療、さらには発症前治療の必要性が強調されています。しかし、このPETによる診断方法は、現在の日本では、健康保険による適用が認められていません。しかも、PETによる検査装置を備えている医療機関も限られています。

それでは、日本ではアルツハイマー病の診断はどのようにしたらよいのでしょうか？アルツハイマー病の初期診断は、医師にとってかなり難しいものです。認知機能判定の簡便なテストとして、日本で広く使われている「改訂 長谷川式簡易知能評価スケール」（図3－9）、国際的に汎用されているミニメンタルステート検査（MMSE＝図3－10）、

1	お歳はいくつですか？（2年までの誤差は正解）			0 1
2	今日は何年何月何日ですか？何曜日ですか？（年月日、曜日が正解でそれぞれ1点ずつ）			0 1
				0 1
				0 1
				0 1
3	私たちがいまいるところはどこですか？			0 1 2
	（自発的にでれば2点、5秒おいて家ですか？病院ですか？施設ですか？のなかから正しい選択をすれば1点）			
4	これから言う3つの言葉を言ってみてください。あとでまた聞きますのでよく覚えておいてください。（以下の系列のいずれか1つで、採用した系列に○印をつけておく）			0 1
	1：a｜桜　b｜猫　c｜電車			0 1
	2：a｜梅　b｜犬　c｜自動車			0 1
5	100から7を順番に引いてください。			0 1
	（100－7は？、そこからまた7を引くと？と質問する。最初の答えが不正解の場合、打ち切る）			0 1
6	私がこれから言う数字を逆から言ってください。			0 1
	（6-8-2、3-5-2-9を逆に言ってもらう、3桁逆唱に失敗したら、打ち切る）			0 1
7	先ほど覚えてもらった言葉をもう一度言ってみてください。			a：0 1 2
	（自発的に回答があれば各2点、もし回答がない場合以下のヒントを与え正解であれば1点）			b：0 1 2
	a）植物　b）動物　c）乗り物			c：0 1 2
8	これから5つの品物を見せます。それを隠しますのでなにがあったか言ってください。			0 1 2
	（時計、鍵、タバコ、ペン、硬貨など必ず相互に無関係なもの）			3 4 5
9	知っている野菜の名前をできるだけ多く言ってください。			0 1 2
	（答えた野菜の名前を右欄に記入する。途中で詰まり、約10秒間待ってもでない場合にはそこで打ち切り）			3 4 5
0～5＝0点、6＝1点、7＝2点、8＝3点、9＝4点、10＝5点				
合計得点				

図3－9　改訂 長谷川式簡易知能評価

設問	質問内容	回答	得点
1（5点）	今年は何年ですか 今の季節は何ですか 今日は何曜日ですか 今日は何月何日ですか	年 曜日 月 日	0 1 0 1 0 1 0 1 0 1
2（5点）	この病院の名前は何ですか ここは何県ですか ここは何市ですか ここは何階ですか ここは何地方ですか	病院 県 市 階 地方	0 1 0 1 0 1 0 1 0 1
3（3点）	物品名3個（桜、猫、電車） 《1秒間に1個ずつ言う。その後、被験者に繰り返させる。正答1個につき1点を与える。3個全て言うまで繰り返す（6回まで）》		0 1 2 3
4（5点）	100から順に7を引く（5回まで）。		0 1 2 3 4 5
5（3点）	設問3で提示した物品名を再度復唱させる		0 1 2 3
6（2点）	（時計を見せながら）これは何ですか （鉛筆を見せながら）これは何ですか		0 1 0 1
7（1点）	次の文章を繰り返す 「みんなで、力を合わせて綱を引きます」		0 1
8（3点）	（3段階の命令） 「右手にこの紙を持ってください」 「それを半分に折りたたんでください」 「それを私に渡してください」		 0 1 0 1 0 1
9（1点）	（次の文章を読んで、その指示に従ってください） 「右手をあげなさい」		0 1
10（1点）	（何か文章を書いてください）		0 1
11（1点）	（下の図形を描いてください）		0 1
		得点合計	

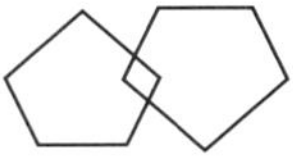

←（重なり合う五角形です）

図3－10　ミニメンタルステート検査（MMSE）

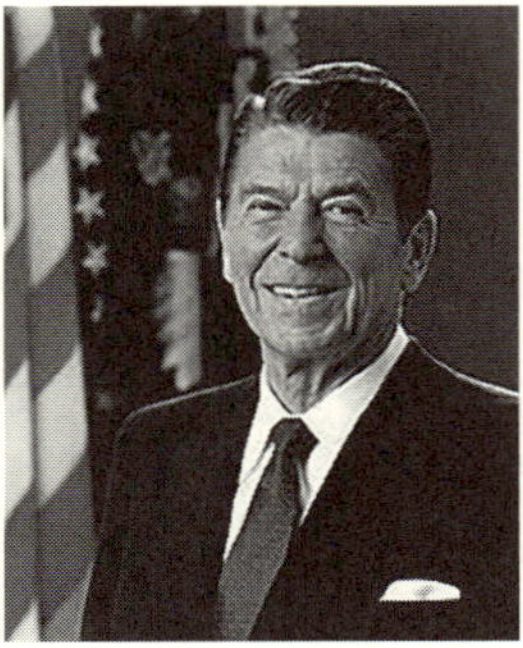

図3－11　ロナルド・レーガン

時計描写テスト（時針、分針が指示された時刻を示す時計の絵を描くテスト）などが使われていますが、あくまでもスクリーニングテスト（罹患している確率が高い人を選別するテスト）です。検査時の被験者の気分、テストという負担がかかったときの対応能力、生活歴、教育歴によっても左右され、確かな指標となるものではありません。

高学歴の人や、知的な作業に長年、携わってきた人では、メンタルテストの結果とMRI（磁気共鳴画像）などの画像で見た脳の萎縮や変化との間に大きい食い違いがみられることがしばしばです。アメリカ合衆国の第四〇代大統領のロナルド・レーガン氏（図3－11）が、ホワイトハウスを去ってから約六年後の一九九四年に、「自分はアルツハイマー病である」と国民の前で公言したことはよく知られていますが、実際には現職の時代から罹患していたといわれており、一九八七年には次男のロンが父の異変に気づいていたようです。このことは、アルツハイマー病が発症した状態でも、症状によってはアメリカ合衆国大統領としての執務も可能であるということを示しています。メンタルテストでは、満点または満点に近い人が、脳画像的には明らかなアルツハイマー病であることもしばしばです。つまり、アルツハイマー病はメンタルテスト、医師による問診、身体的診察を受けたとしても、診断を正確に下すことができない病気なのです。

脳画像による客観的診断が必須

アルツハイマー病を生化学的に診断するために、さまざまな試みがなされていますが、いずれも広く実用化されるには至っていません。アミロイドβタンパクは脳の中に沈着するために、脳脊髄液中の濃度が下がり、タウタンパクは神経細胞の破壊に伴って放出され、脳脊髄液中の濃度が上昇することから、両者の濃度比を測定することが考えられていますが、腰椎に針を刺して脳脊髄液を採取する必要があり、被験者にとって大きな肉体的負担がかかります。検査後一週間にわたって頭痛を訴えることもあり、実際的ではありません。

高齢者の血液中のアポリポタンパク、トランスサイレチンなどの濃度が低いほど、認知機能が低いという事実から、これらの血中濃度を測定してアルツハイマー病予備軍の診断に適応しようとする試みもあります。しかし、アルツハイマー病の脳の萎縮の程度の経過観察や、治療効果の判定まではできません。症状の進行状態や薬の効果の有無などの客観的診断

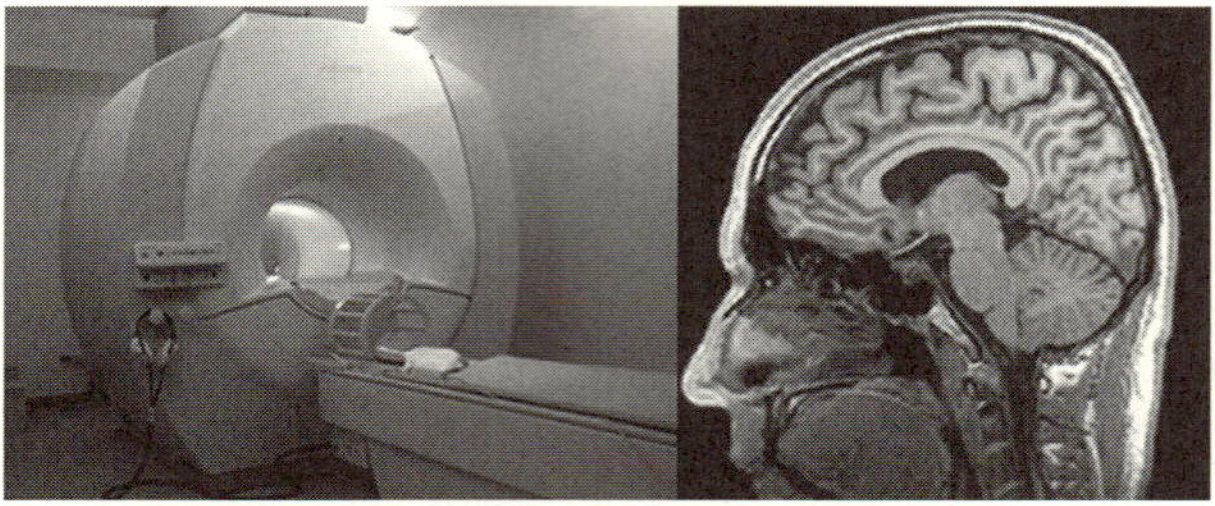

図3－12　MRI装置と画像

は、アルツハイマー病の脳の萎縮の程度について、信頼に足る数量表示があって初めて可能となります。

アルツハイマー病の診断方法として、利便性も含めて最も有用なのは、頭部のＭＲＩの画像を、松田博史教授（国立精神・神経医療研究センター　脳病態統合イメージセンター長）によって開発されたＶＳＲＡＤというソフトを使って解析することです。

ＭＲＩとは、強い医療磁気のトンネル型の磁石（高磁場装置）の中に人が入り、これに共鳴した体内の水素原子核からの電波を受信して画像を形成する診断装置のことです（図3－12）。ＭＲＩではこの電波を受信して、画像をつくります。アルツハイマー病の海馬が萎縮している様子も、容易に直接見ることができます（図3－13、3－14）。

さらに、コンピューターを使って萎縮の程度を数値化できれば、より正確な情報となるはずです。それがＶＳＲＡＤで

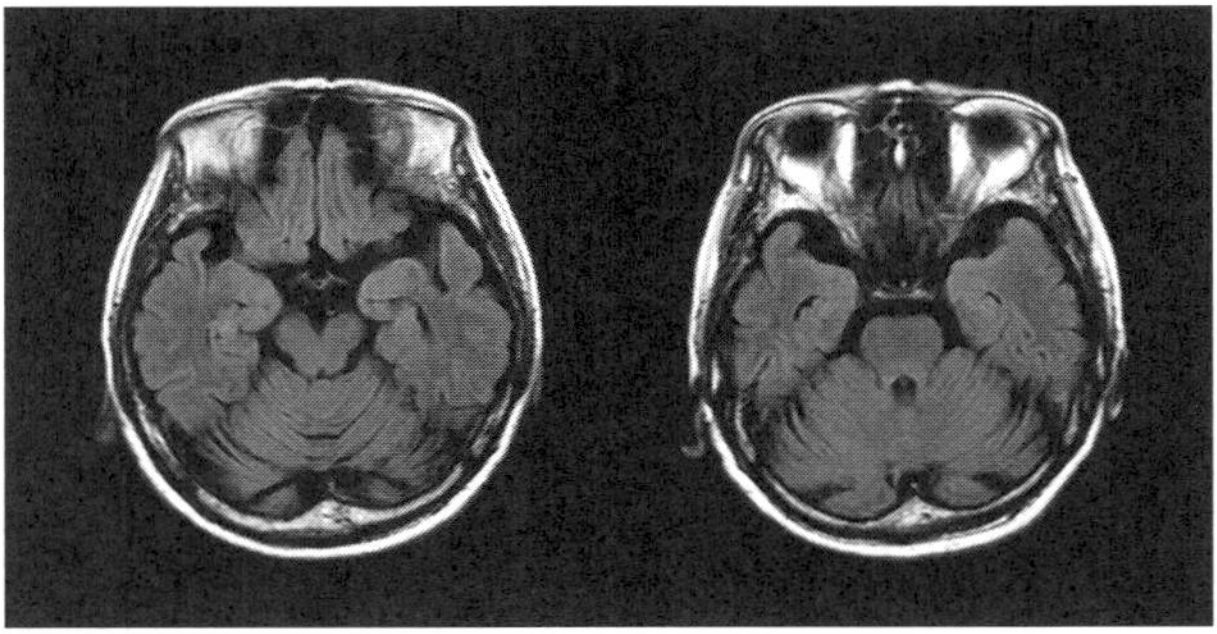

図3－13　健常者の頭部MRI

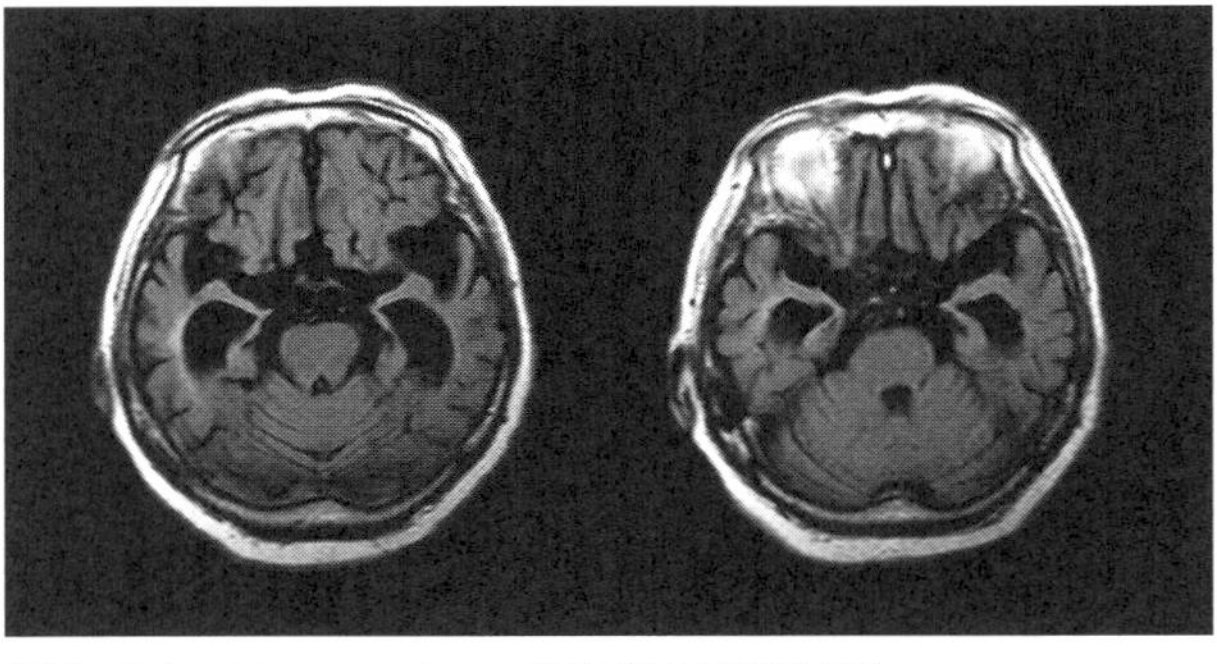

図3－14　アルツハイマー病患者の頭部MRI

す。ＶＳＲＡＤは「物忘れ外来」を開設している多くの医療機関で汎用されており、被験者にとって通常の健康保険によるＭＲＩの撮像以外の費用的負担は基本的にありません。

この方法では、脳をボクセルといわれる二㎜立方ごとの単位に区切って、その中の神経細胞の中身である灰白質の量を測ることができます。

①アルツハイマー病でよく冒される脳内の場所（関心領域とよんでいます）がどの程度萎縮しているかを、Zスコアといわれる数値で四段階に分けて示します（図3－15）。Zスコアが0～1であれば正常範囲、1～2であれば軽度認知障害（MCI）、2～3であればアルツハイマー病、3以上であれば重度アルツハイマー病と解析されます。

②脳全体の中で何％萎縮しているかを示します。

③アルツハイマー病でよく冒される脳内の領域のうちで、その何％が萎縮しているかを示します。

④さらに脳全体の萎縮を1とした場合に、アルツハイマー病と関係の深い領域はその何倍萎縮しているかを示します。五倍以上であれば、その場所が選択的に強く萎縮しているので、その物忘れは年齢のせいではなく、アルツハイマー病の可能性が高くなります。一〇倍以上では、アルツハイマー病です。

アルツハイマー病では、海馬の神経細胞が死んでいきます。これに対して、歳のせいの物忘れでは、神経細胞どうしの繋ぎ目のシナプスといわれる部位での情報伝達が障害されます。この点も、VSRAD検査により判別することができます。数値化されるので、病気が

Ｚスコア解析結果（自動算出）

(1) VOI内萎縮度：*Severity* of VOI atrophy
（VOI内の0を超えるＺスコアの平均）
3.14
［解説］関心領域内の萎縮の強さを表す指標です。
（参考）0〜1…関心領域内の萎縮はほとんど見られない
1〜2…関心領域内の萎縮がやや見られる
2〜3…関心領域内の萎縮がかなり見られる
3〜 …関心領域内の萎縮が強い

(3) VOI内萎縮領域の割合：*Extent* of VOI atrophy
（VOI内のＺスコア＞２の領域の割合）
76.01 %
［解説］関心領域内の萎縮の広がりを表す指標です。
（参考）0〜30…萎縮している面積が狭い
30〜50…萎縮している面積がやや広い
50〜 …萎縮している面積が広い

(2) 全脳萎縮領域の割合：*Extent* of GM atrophy
（全灰白質内のＺスコア＞２の領域の割合）
7.93 %
［解説］脳全体の状態を表す指標です。
（参考）10〜 …脳全体の萎縮全体が強い

(4) 萎縮比（VOI内／全脳）：*Ratio* of VOI/GM atrophy
（全脳萎縮を1とした割合）
9.58 倍
［解説］関心領域内の選択的な萎縮を表す指標です。
（参考）0〜 5…選択性があるとはいえない
5〜10…選択性が見られる
10〜 …選択性が強い

図3－15　VSRADによる萎縮の程度の数値化

進行しているか、あるいは薬が効いているのか否かも、直接知ることができます。画像をつくるためのMRIは放射線被曝と関係がなく無害なので、繰り返しの検査もCTとは異なって安心して受けることができます。

VSRADによって解析された結果と、一般的に行われているメンタルテストとは質的にまったく異なった指標であり、必ずしも並行的結果を示すものではありません。しかし、VSRADのZスコアとミニメンタルステート検査との間では、強い相関がみられることもわかっています（図3－16）。

なぜ根本的治療法がないのか

VSRADを使って正しい診断ができたとして、次の段階の治療は、どのようにしたらよいのでしょうか？

現在、アルツハイマー病の治療薬として認められているのは、脳の中で記憶との関係が深く、アルツハイマー病患者の脳で著しく減少している神経伝達物質アセチルコリンを増やす作用のある、ドネペジル（商品名：アリセプト）が中心です。

アリセプトについては、その開発の経緯も含めて第8章でさらに詳しく説明しますが、こ

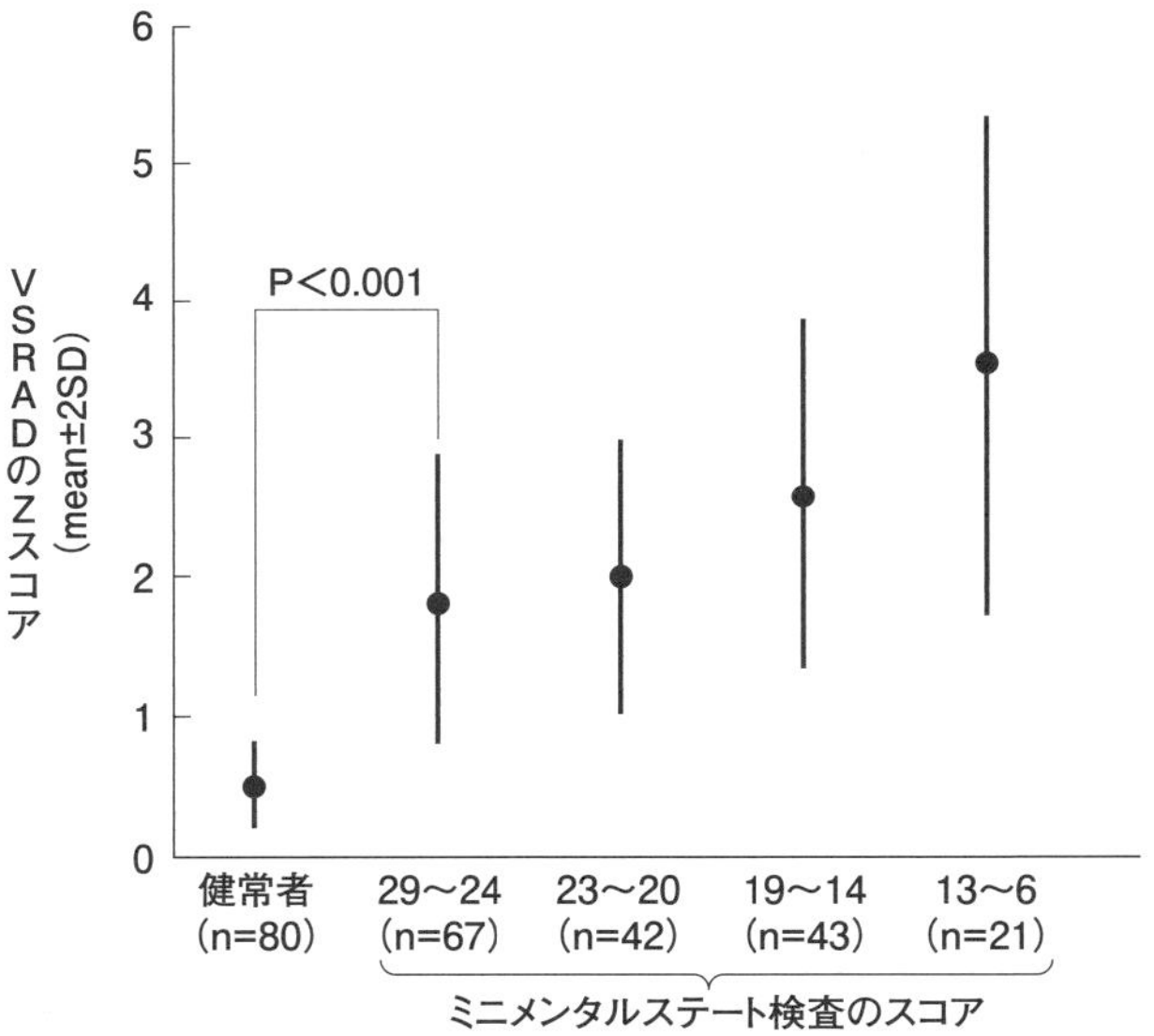

図３－16　VSRADとミニメンタルステート検査の関連

の薬には、認知低下に起因する日常生活機能障害に一時的には一定の改善効果を表しますが、軽度認知障害の状態からアルツハイマー病へと移行することを阻止することはできません。あくまでも対症療法としての薬剤であり、病気の経過に大きく影響をあたえるようなものではありません。それは、ほかの薬についても同様です。

血栓症予防薬として位置づけられている抗血小板薬のシロスタゾールが、一部の医師によって、アルツハイマー病に有効であるとする報告がなされ、ＮＨＫの報道と相まって、日本に限って一般人の関心を集めていますが、やはり対症療法の域を出るものではありません。

アルツハイマー病の治療のうえで大切なことは、しばしばみられる幻覚、暴力、暴言に対する対応です。この問題は非常に大切な事項ですので、第8章で詳しくお話ししますが、ここでも要点を挙げておきます。

決して行ってはならないのは、向精神薬を投与することです。向精神薬は、周囲の人にとっては取り扱いやすさという利便性があるものの、治療的意味がないばかりか、物忘れを悪化させる、転倒しやすくなる、パーキンソニズムや薬剤依存性という新しい病気をつくる、といった副作用があります。副作用が少ないとされる非定型向精神薬（実際には定型向精神薬に比して副作用が少ないという事実はないことが立証されている）であっても、高齢者に投与すると死亡リスクを高めるという報告がされています。アメリカでは、高齢者へのこれら向精神薬の使用を促進するようなマーケティングに対しては、罰金刑が科されています。

薬で症状を抑えこもうとするのではなく、患者の心に注目して、本人重視の接し方をすることこそ肝要なのです。アルツハイマー病の患者に対して、安易に向精神薬を処方する日本の一部の精神科医たちがまず、このことを学ぶ必要があります。患者を弱者、保護を必要とする人間とみることなく、対等の人間としてみているということを本人に実感させることが解決の道です。それには、患者が前に得意としていたこと（楽器の演奏や料理など）を聞き取りし、それを患者の協力のもとに再現し、患者とともに楽しむというのも一方法です。ベンゾジアゼピンなどの睡眠薬、精神安定剤を与えないことも必要です。

現在開発中で、治験が進行している薬もいくつかあります。その多くは、アミロイド・カスケード仮説の連鎖反応のどこかを遮断しようとする発想のものです。しかし、アミロイド・カスケードがいったんスタートしてしまうと、これを遮断することは困難であろうと考えられています。さらに副作用などの点から、認可されたとしても、多くを期待しにくいと危惧されています。

もう一つ、開発中の治療法としてはワクチン療法がありますが、髄膜脳炎の副作用がみられたり、効果が認められなかったりと、行き詰まりの感があります。現時点で、ワクチン療法に効果があるとすれば、発病前の投与が有効であろうと考えられています。このように、現在までに一〇〇以上の治験薬がテストされてきましたが、いずれも見込みのあるものではまだないようです。

将来に期待される治療法としては、人工海馬があります。海馬の働きを模倣した埋め込み型のシリコンチップの開発が、南カリフォルニア大学、マサチューセッツ工科大学などで進められており、二〇三〇年頃には実用化の可能性があるとされています。

先にお話ししたように、アミロイド・カスケード仮説は、いまや仮説ではなく、真実となっています。問題なのは、カスケードよりも前の段階で、歳をとるとなぜアミロイドβタンパクが過剰に蓄積するのかという最も大切で基本的なことに答えられていないということです。このことが、アルツハイマー病の治療を困難にしているのです。

この状態のまま推移すれば、近い将来、アメリカ合衆国では、アルツハイマー病人口は一〇〇〇万人を超えるであろうと推定されています。それではアルツハイマー病の治療はどうあるべきでしょうか？　ここから、この答えを考えていきます。

第4章

糖尿病とはどのような病気か

地球上は糖尿病の人であふれている

本書は、「アルツハイマー病は〝脳の糖尿病〟」と言い切れるほど、両者には深い関係があることを示すことがねらいです。そのためには、糖尿病とはどのような病気かについても、詳しく見ていく必要があります。

糖尿病は全世界で増加傾向にあります。世界の糖尿病人口は、一九八〇年で一億八〇〇万人、二〇一一年で約三億六六〇〇万人、二〇一四年で四億二二〇〇万人とされており、二〇三〇年には約五億五二〇〇万人、成人人口の約一〇%に達するとされています。なかでも、経済成長が著しく、生活様式の欧米化の傾向が強いアジアやアフリカなど、従来は発展途上国とされ、糖尿病有病率の低かった地域で急速に増えています。ヨーロッパでの増加率は比較的低いのが現状です。

中国の糖尿病人口は約九〇〇〇万人、インドでは約六一三〇万人にのぼります。アメリカの糖尿病患者は二九一〇万人で、六五歳以上では人口の半分が糖尿病の予備軍といわれています。アメリカでは、糖尿病とその予備軍（専門的には境界型糖尿病と呼びます）を合計した人口は、なんと一億人を超えてしまいます。世界ランキングでは、一位から三位までが中国、インド、アメリカの順であり、日本、インドネシアも一〇位以内に入っています。数年ごとに公表される日本の糖尿病人口は、一九五〇年の約三五万人から、二〇一五年では約七二一万人と、二〇倍に増えています。予備軍を含めると優に一〇〇〇万人と見積もられています。

糖尿病の歴史は古く、古代エジプトの時代に、すでにそれを思わせる記載があるといわれています。古代の中国では、尿が甘くなる病気として知られていました。日本では平安時代から貴族や権力者の間でその存在が知られており、関白となった藤原道長が糖尿病に悩んでいたようです。しかし、活動量が多かった武士の間では、糖尿病はあまり見られなかったと考えられています。第二次世界大戦前の日本では、糖尿病とは〝お金持ちが罹る病気〟であり、庶民とは関係がない病気と捉えられていました。

ところが、戦後の経済成長は、人の生活様式を生物の本来あるべき形から著しく逸脱させる結果となりました。食糧を獲得するためには狩猟、漁獲、農耕など体を使って、ときには命を賭けて手にするのが、生物が生きるための本来の姿でした。ところが、車でスーパーマーケットに乗りつけて、欲しいだけの食糧を労なく手に入れるという、現代的な生活に変化してから、糖尿病は燎原の火のように広がっていきました。

無症状だが危険な病気

糖尿病の症状として知られているのは、口渇、多飲、多尿、体重減少、易疲労感（すぐに疲れる）、皮膚のかゆみなどです。意外に注目されることの少ない症状として、筋力低下、筋萎縮もあり、糖尿病性筋萎縮症といわれています。これは大腿部に見られることが多く、太ももを握ってみると異常に軟らかいことに気づきます。便器からの立ち上がりに努力を要することもあります。

また、高齢の糖尿病者の三〇％が、筋肉量が減少したサルコペニアといわれる状態にあるとされています。骨、関節、筋肉に何らかの異常があり、運動障害を起こしている状態をいうロコモティブ症候群は近年の高齢社会で急増し、注目されていますが、その中で筋肉量がとくに減少した状態がサルコペニアです。筋肉量がある程度以下に低下すると、転倒、骨折をしやすくなり、寝たきりの状態にも繋がります。サルコペニアと肥満の重複がみられるサルコペニア肥満が、糖尿病者でとくに注目されています。糖尿病者のサルコペニアの一〇％はサルコペニア肥満であり、日常生活機能の低下や死亡リスクの上昇の原因になると考えられています。肥満度を示すＢＭＩが高値または正常であっても、筋肉が減少して脂肪に置き代わっている場合があるのです。

漢方医学で消渇《しょうかつ》と呼ばれていた病気は、糖尿病を意味することが多かったと思われます。しかし実際には、糖尿病であっても、当面は何年も、ときには二〇年、三〇年以上も、何の自覚症状もないことが少なくありません。一般的に、糖尿病、高血圧症、脂質異常症、初期がんなど、自覚症状のない病気ほど、放置した場合のリスクが高いのです。

糖尿病では血管組織が強く冒されます。糖尿病による細小血管症としてよく知られているのは、神経症、網膜症、腎症の三大合併症です。神経症は糖尿病が発症してから五年以降に、網膜症は五年から七年以降に、腎症は一〇年から一五年以降に症状が出やすくなります。

神経症では下肢を中心とした、しびれ、痛み、胸やけ、胃痛、下痢、立ちくらみなどに加えて、痛みのない心筋梗塞、症状のない低血糖などの危険な症状がみられます。末梢神経、自律神経の障害に血管性障害が加わることにより糖尿病足病変になることもしばしばです。結果は足の潰瘍や壊死から進んで、足切断に至ることもあります。

糖尿病腎症による透析患者は一〇万人以上に達しており、年を追って増えています。糖尿病者の血液透析は、心臓の血管障害や感染症を起こすことが多いので、透析導入後の五年生存率は約五〇％です。

また、後天的な失明の原因として最も多いのも、糖尿病によるものです。糖尿病性網膜症から、年間五〇〇〇人程度が失明しています。

骨粗しょう症から骨折するリスクも高くなります。冠状動脈、頸動脈などの大血管の動脈硬化も進み、その結果、心筋梗塞、脳梗塞の発症に繋がります。国立がん研究センターの多目的コホート研究の結果によると、糖尿病者ががんに罹患するリスクは、がん全体では糖尿病でない人の一・二倍とされています。男性の肝臓がんでは二・二四倍、女性の卵巣がんでは二・四二倍です。男性では肝臓がん、腎臓がん、膵臓がん、結腸がん、胃がんのリスクが高く、女性では卵巣がん、肝臓がん、胃がんのリスクが高まることが予想されています。コホート研究とは疫学的研究の中で、特定の集団を対象として長期間にわたって経過を追跡する調査方法のことです。

糖尿病の人はそうでない人に比べて、すべての生活習慣病に罹患するリスクが高いことが知られていますので、きめ細かな定期チェックが必要になります。糖尿病の人の生活習慣病に対するリスクは、糖尿病の上に、高血圧症、脂質異常症、喫煙などが加わることによって段階的に高まります。脂質異常症は糖尿病と合併することが多い病気の代表格ですが、狭心症、心筋梗塞、脳梗塞のリスクが著しく高くなります。高血糖の状態ではＬＤＬコレステロール（いわゆる悪玉コレステロール）が酸化されて小さくなり、血管の壁の中に入りやすくなるからです。このために、心臓、脳などの動脈硬化の進行が加速されることになります。

なぜ糖尿病になるのか？

それでは、糖尿病とはどのようにして起こるのでしょうか？

一口にいえば、インスリンというホルモンが相対的または絶対的に不足するために、インスリン作用が低下した結果、ブドウ糖の代謝異常を起こし、血糖値が上昇することで起きる病気です。膵臓の中で島のような形で散在しているランゲルハンス島は、ホルモンを出す細胞の塊です（図４－１）。この中のβ細胞から出されるインスリンが、糖尿病の原因の主役です。インスリンは血液中のブドウ糖が細胞の中に取り込まれ、エネルギーとして使用されたり、蓄えられるための橋渡し役をしており、その結果として血糖値を下げる作用を持っています。このインスリン作用に障害があるために、血糖値が上昇する病気が糖

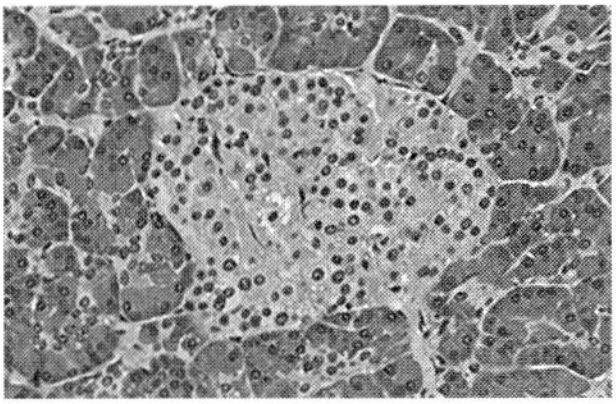

図４－１　ランゲルハンス島

尿病なのです。

ランゲルハンス島の中には、β細胞のほかにα細胞という細胞があり、グルカゴンというホルモンを分泌しています。グルカゴンはインスリンとは反対に、血糖値を上げる作用を持っています。糖尿病の薬としてはインスリン作用を高めるのみでなく、併せてグルカゴン作用を抑えるインクレチン関連薬が最近は注目されています。第8章でそのことをお話ししますので気に留めておいてください。

糖尿病には1型と2型があります。最近ではアルツハイマー病のことを3型糖尿病とよぶ人もいます(そのわけについてはのちほど詳しく説明をしていきます)。1型糖尿病は膵臓のβ細胞が破壊されていて、絶対的にインスリンが欠乏している状態です。小児や青年期に多くみられ、日本では少なく、全糖尿病の中で占める割合は五%以下です。1型の場合、血糖値の監視を続けながら、頻回にインスリンを自己注射する必要があります。オバマ前大統領によってラテンアメリカ系として初めてアメリカの最高裁判事に登用されたソニア・ソトメイヤー女史が、1型糖尿病の体を克服しながら、今日の大成を果たされた経過は、アメリカの週刊誌『タイム』でカバーストーリーとして紹介され、よく知られています。イギリスのメイ首相も1型糖尿病を持ちながら活躍しています。

日本の糖尿病の九五％以上は2型糖尿病です。2型糖尿病は、インスリンの作用が不足している状態です。一口に作用の不足といっても、インスリンの絶対量が不足しているため作用が十分でないタイプ、インスリン量は正常か、多すぎるほどあるのに、血糖値を下げる作用を十分に発揮できないタイプ、インスリン量も不足しているうえに、その少ない量に見合ったただけの作用も発揮できないタイプなど、さまざまです。治療もそれぞれの場合で異なってきます。タイプの見極めを正しくすることが、担当医の力量として問われる病気です。

血液中や脳内などで、存在するインスリンの量に見合ったインスリン作用が発揮できない状態のことを、専門用語で「インスリン抵抗性」といいます。インスリン抵抗性は、アルツハイマー病の発症とも深い関係を持っています（のちほど説明します）。

インスリン抵抗性は諸悪の根源

それでは、なぜ糖尿病になるのでしょうか？　過食と運動不足は、過剰なブドウ糖の生産にその消費が追いつかないため、ブドウ糖の余剰状態を招きます。そこで膵臓のβ細胞は、頑張ってインスリンを多く出して、血糖値を正常に保とうとします。その結果、血液中のインスリン濃度が高くなっている一方で、血糖値は食前食後を通じてまったく正常な状態を示すという、〝予備軍の予備軍〟といえる症状を呈します。次の段階では、膵臓β細胞の頑張りも限界に達して、インスリン濃度が高いまま、血糖値が正常値を超えてやや高くなります。しかしその程度はまだ、糖尿病の診断基準には達しない状態、これが糖尿病予備軍といわれる、境界型糖尿病の状態です。

さらに次の段階に進むと、インスリン濃度は高インスリン血症の状態となり、しかも血糖値は糖尿病域へと進行します。これが2型糖尿病の初期、または中期（軽症）の段階です。この高インスリン血症の状態が、がんや高血圧、アルツハイマー病のリスクになっているのです。また、不安やうつ状態にもなりやすいことがわかってきています。

なぜインスリンの血中濃度が高くなると、そうしたリスクが生じるのでしょうか。インスリンには、細胞の中にブドウ糖を取り込む代謝機能に関連する代謝作用のほかに、細胞増殖因子として働く増殖作用や、最近注目されている記憶物質として働く記憶作用があります。高インスリン血症の人ががんになりやすいのは、このうちの増殖作用によるもので、これにより、がん細胞が増殖して膵臓がん、肝臓がん、大腸がん、卵巣がん、胃がんの危険性が高くなります。糖尿病の人の中でがんのリスクが高いのは、初期から中期の糖尿病のために血中のインスリン濃度が異常に高い人と、糖尿病がさらに進行して、インスリンの自己注射をしなければならなくなった人です。

この中間の段階では、膵臓のインスリン分泌能は枯渇の方向に傾き、血中のインスリン濃度は高くありません。しかし、まだインスリンの自己注射を必要とするには至っていなければ、がんのリスクは、それほど高くはありません。

ここから非常に重要になってくるのが、インスリン抵抗性がどの程度か、です。それは、インスリンが血中や脳内などで、その量に見合った作用を発揮できない状態でした。インスリンを出しても出しても効かなくなっている状態になっていると、なんとかしなくてはと大量のインスリンが血中に出され、高インスリン血症を招くのです。

インスリン抵抗性は、同じ予備軍でも、どの程度、糖尿病に近いのか、あるいは遠いのかを知るうえで大切な指標となります。空腹時インスリン値に空腹時血糖値を掛けたものを、四〇五で割ることによって、簡単に算出することができます。基準値は一・六以下です。二・五以上では、明らかなインスリン抵抗性の存在を示します。インスリン抵抗性が低ければ低いほど、健康に繋がることがわかっており、非常に大切な数値です。本書ではこれから、インスリン抵抗性という言葉はしばしば出てきますので記憶に留めておいて下さい。

高いインスリン抵抗性は、まさに万病のもとです。そして、まだ糖尿病ではないインスリ

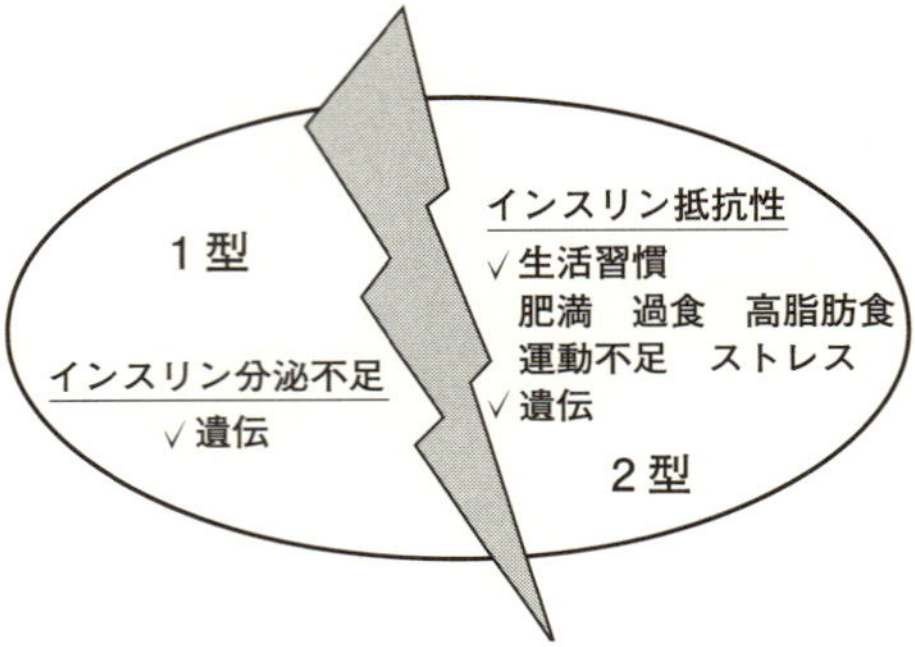

図４－２　糖尿病の１型と２型

ン抵抗性の状態から、２型糖尿病へと進行していきます。その背景には、過食、肥満、高脂肪食、運動不足、過度のストレス、遺伝的体質などがあります（図４－２）。

肥満は直接の原因ではない

高カロリー食が糖尿病発症の引き金になることは、従来からよく知られています。アメリカのテンプル大学のボーデンらは、健康な男性にピザやハンバーガーを主とする超高カロリー食を一週間食べさせただけで糖尿病予備軍の状態となり、最短三日で高いインスリン抵抗性を示したことを報告しています。

全世界的な肥満の増加が、糖尿病の増加と深い関係にあると考えられますが、しかし直接的な要因とも言いきれません。というのも、日本でも肥満者は増加の一途を辿っていますが、その数や程度は欧米に比して非常に少ないものです。にもかかわらず、糖尿病は日本でも激しく増加しているのです。このように糖尿病と肥満とに直接関連があるかについては、不明と言わざるをえません。

ご参考までに、肥満の程度を示すＢＭＩは体重（kg）を身長（m）の2乗で割った値で、標準値は二二です。二五から三〇未満は肥満で、三〇以上は肥満症という病気に分類されるようになります。

加齢も糖尿病の要因となりえます。加齢とともに、膵臓のランゲルハンス島のβ細胞は減少するからです。歳をとるほど糖尿病になりやすいのはこのためです。日本人は元来、β細胞の数が欧米人に比して少なく、インスリン分泌能が低いことが知られています。このことが肥満を伴わない糖尿病の増加につながっていると思われます。

高インスリン血症がさらに進行し、2型糖尿病になると、事態はいっそう深刻なものになります。スルホニル尿素（ＳＵ）薬などの、膵臓に直接に働いてインスリンの分泌を促進させる薬を長期間使用することによって、膵臓のインスリン分泌力は疲弊し、枯渇状態となります。次にはインスリン製剤の自己注射を必要とする、後戻りのできない段階になります。

高血糖の状態が続くと、「糖毒性」のためにインスリンの分泌能がさらに低下することも、膵臓でのインスリンの枯渇に拍車をかけています。

糖尿病は見逃されやすい

先にもお話ししましたが、日本人の糖尿病者の九五％以上は2型糖尿病です。以下、本書で糖尿病という場合は2型糖尿病を指すこととします。

さて、四〇歳以上の日本人の四人に一人は糖尿病か、その予備軍とされていますが、この数字は多くの糖尿病者が見逃された結果であり、実際にはもっと多いと考えられます。また、糖尿病と診断されても、治療を受けているのはその半数という統計が出ています。糖尿病になっても、多くの場合は長年にわたって自覚症状がないこと、糖尿病を抱えたまま無治療で過ごすことがどのような禍根を残すかについて医師の説明が不十分であること、本人の「糖尿病という病気の恐ろしさ」に対する理解の不足によるものです。糖尿病は高血圧症、脂質異常症と並んで、無治療のまま放置すれば、必ず〝ツケ〟が回ってくる病気です。

糖尿病は自覚症状がないため見逃されてしまうことが多く、気がついたときには「すでに遅し」というケースが非常に多いのです。戦前から戦後にかけて、まだ便所が汲み取り式だった時代には、汲み取り業者が尿の臭いを敏感に感知して「お宅のご家族の中に糖尿病の人がいますよ」と教えてくれたのがきっかけで医師を訪れる、ということが多くありました。

もちろん、現代ではそのようなことはありません。

現代は、健康診断や人間ドックで検査してもらって指摘されるようになりましたが、一般には、空腹時の血糖値を検査する方法が多くとられています。しかし糖尿病でも空腹時の血糖値は正常なケースが多いため、多くの見落としを生みます。前日の夕食以降、絶食している状態は日常とはかけ離れた状態であり、空腹時の採血は健診のための採血の時期としては、基本的に適当ではないのです。血糖値のみではなく、高中性脂肪血症をも見落とすことになります。人は日常的に空腹を抱えて生活しているわけではありません。そのため、普通に食事をとっている状態で検査をするのが正しい検査のあり方なのです。したがって健康診断や人間ドックで、医療側が空腹時採血を指示するのは基本的に誤りです。

さらに問題は、食後の血糖値が正常だからといって、それで安心というわけにはいかないということです。その正常な血糖値を確保するために、膵臓が力を出しきって、異常といえるほどの多量のインスリンを分泌している、〝糖尿病の予備軍の予備軍〟の状態に陥っているかもしれないからです。

予備軍かどうかを見極める

一般の健診などでは、血中のインスリン値を検査することはほとんどありません。しかし、これまでお話ししたように、高インスリン血症は糖尿病の前触れとしても重要なだけでなく、高血圧、動脈硬化、脳血管性の病気、心臓疾患、各種のがん、そしてアルツハイマー病の危険因子となります。

健診で「あなたは糖尿病ではありません。糖尿病の予備軍です」といわれると安堵してしまうかもしれませんが、「糖尿病でなければよし」ではありません。長寿のマーカーとして最も確実なのは、血中インスリン値です。百歳長寿者はおしなべて、空腹時の血中インスリン値が基準値の下限を超えて低い人たちといわれています。ですから健診では、血中インスリン値も測定してもらうようにお願いすることをお勧めします。

長寿のマーカーとしてもう一つ挙げられるのは、血中のアディポネクチンというホルモンです。これについては高値なほどよいので、長寿ホルモンとよばれたりしています。アディポネクチンは脂肪組織から分泌され、ブドウ糖の細胞への取り込みの促進、脂肪酸の燃焼、インスリン受容体の数を増やす、インスリン抵抗性を下げるなどの作用を通して、動脈硬化の進行や慢性の炎症を抑えます。これらの効果は、脳内でのアミロイドβタンパクの蓄積に歯止めをかけ、アルツハイマー病の発症を防ぐことにもなります。空腹時の血中インスリン値が低いことと、血中のアディポネクチンが高いこととは表裏一体の関係にあるのです。肥満の人はアディポネクチン値が低く、減量や運動はアディポネクチン値を高めます。

ほかに糖尿病状態の指標として、一般の人にもよく知られているものに、ヘモグロビンＡ１ｃがあります。これは、過去一ヵ月から二ヵ月の間の平均血糖値を反映した値です。基準値は六・二％以下で、六・五％以上は糖尿病とするのが一般的な基準です。これは二〇一三年四月に、国際標準の数値に統一されました。六・九％以上になると細小血管症の合併がはじまります。

ヘモグロビンは、またの名を血色素といい、赤血球に含まれるタンパク質です。組織に酸素を運ぶ役割をしています。ヘモグロビンＡ１ｃとは、ヘモグロビンにブドウ糖が結合した糖化ヘモグロビンのことで、その値によって血中のブドウ糖の平均的な値を知るのです。

ただし、ヘモグロビンＡ１ｃの分布は正常と予備軍、糖尿病との間で重なりが大きいために、基準値上限の六・二％付近では、正常、予備軍、糖尿病のどれもが入ってきてしまいます。一般には、正常血糖値を維持している人では六・〇％未満です。ヘモグロビンＡ１ｃが六・〇％だったとしても、糖尿病の人はときどきみられます。職場健診などでは、しばしば五・六％を超すと要注意の対象になります。確実なのは、ヘモグロビンＡ１ｃが五・五％以下であることです。人は糖尿病やその予備軍でなくても、血糖値、血中インスリン値、ヘモグロビンＡ１ｃ値のすべてがデータ上、糖尿病から遠い位置にある人ほど健康で、長寿であることがわかっているからです。

自分は糖尿病とは無関係だと信じている中年以降の人も、時には、自分が糖尿病からどれほどの距離をデータ的に保っているかを測ってみることです。何歳くらいまで生きられるかを知るための指標にもなります。ただし、鉄欠乏状態、鉄欠乏性貧血の回復期、腎性貧血などではヘモグロビンＡ１ｃが血糖値の平均を正しく反映しないことがあるため、注意が必要です。

ヘモグロビンＡ１ｃのほかに血糖コントロールの指標として使われるものに、グリコアルブミンがあります。基準値は一一％から一六％で、過去約二週間の平均血糖値を反映します。グリコアルブミンは、ヘモグロビンＡ１ｃが血糖コントロールの指標として使えないときに有用です。ヘモグロビンＡ１ｃが空腹時血糖値とよく相関するのに対して、グリコアルブミンは食後二時間の血糖値とよく相関します。軽症の糖尿病では、グリコアルブミンのほうが血糖コントロールの動きを敏感に捉えられるという利点があります。

身内に糖尿病者がいたらこの検査を

糖尿病か予備軍か、あるいは正常範囲か、血糖値が正常範囲でもインスリン値が高く、インスリン抵抗性があるかを正確に診断するには、ブドウ糖負荷試験（ＯＧＴＴ）を受けることが必須です。この検査では、朝の空腹状態で採血し、その後、七五ｇのブドウ糖に相当するトレーランＧというデンプン分解溶液を飲みます。飲み始めた時間を起点として、三〇分、六〇分、九〇分、一二〇分と前後で五回の採血を行い、血中の血糖値、インスリン値、Ｃ－ペプチドを測定します。空腹時の血糖値が一二六㎎／dℓ以上、一二〇分の血糖値が二〇〇㎎／dℓ以上であれば糖尿病、一四〇㎎／dℓ以上であれば予備軍です。血糖値が正常範囲であっても、ブドウ糖を飲んだあとのインスリン値が異常に高ければ、高インスリン血症であり、予備軍の予備軍です。Ｃ－ペプチドというのは、膵臓でプロインスリンといわれる大きい分子から切り出されたもので、インスリンと同じ数だけの分子が血液中に出てきます。インスリンよりも血中での半減期が長いこと、生物学的な作用はなく、肝臓を素通りして、そのままの形で尿中に安定的に出てくることから、インスリンの分泌の様子を知るうえで大切です。このブドウ糖負荷試験で、インスリン分泌の反応が良好か否か、インスリン抵抗性があるか否かを知ることができます。

血縁者の中に糖尿病の人がいる四五歳以上の人は、この検査を必ず希望して受けるべきです。とくにリウマチ、膠原病、湿疹、アトピー性皮膚炎、各種の自己免疫疾患などで、副腎皮質ステロイドホルモン剤の内服による治療を継続的に受けている人は、六ヵ月から一年ごとにブドウ糖負荷試験を受けることが必要です。副腎皮質ステロイドホルモン剤は軟膏として皮膚に塗布した場合でも、速やかに全身に吸収され、脳の中にも入っていきます。脳に入ると、記憶の場であり、アルツハイマー病の主病変の場でもある海馬の神経細胞を障害することが、実験的に証明されています。この薬剤と糖尿病の関係は「ステロイド糖尿病」という病名があるほどに緊密です。なお、人間ドックでブドウ糖負荷試験がされることはありません。

血糖値と血圧は低いほどよい

糖尿病の人の七〇%は、同時に高血圧症です。高インスリン血症がナトリウムの貯留を起こし、血圧を上昇させるのです。「高血圧と糖尿病は悪友どうし」という言い方を、多くの医師が使っています。この二つの病気を同時に持っている場合には、脳卒中、脳梗塞などの脳血管性の病気や心臓の病気になるリスクが、四倍から六倍になります。過去にこれらの病気を患った経験のある人が再発する可能性も、同様に四倍から六倍に跳ね上がります。糖尿病の人は、とくに血圧管理を厳格に行い、ホーム血圧（家庭で普通に生活しているときの血圧）がつねに一四〇を超さないようにすることが肝心です。

高血圧症は糖尿病と同様に見逃されやすい病気です。なぜなら高齢者、ことに糖尿病者は、日中、医師を訪れたときには、血圧は正常であることが多いのに、起床時高血圧、早朝高血圧といわれる状態になりやすいからです。朝に脳卒中の発作が多いのはそのためです。

一方では、職場高血圧といわれる状態もあります。健康診断で血圧が正常であった人の三人に一人が職場高血圧とされています。

職場高血圧の人は、診察室での血圧はしばしば正常です。高血圧症の専門家として有名な桑島巌先生によると、診察室での血圧は〝お見合い写真〟のようなもので、一応の参考にはなりますが、現代医学では、その結果から何かが決定されたり、血圧降下剤が処方されることはありません。家庭で普通に生活しているときの血圧こそが大切なのです。

桑島先生は、職場高血圧になりやすい人の傾向として次の一〇点が挙げられています。①

健康診断での血圧が、収縮期血圧で一三〇～一三九㎜Hg、または拡張期血圧が八五～八九㎜Hgのいわゆる「正常高値」である。②肥満度を示すＢＭＩ（「体重（kg）」÷「身長（m）」の２乗）の数値が二五以上である。③喫煙者である。④身内に高血圧の人がいる。⑤四五歳以上である。⑥仕事の要求度は高いが決定権はあまりない。⑦男性である。⑧コレステロール値が高めである。⑨中性脂肪が多めである。⑩睡眠中に呼吸が止まる睡眠時無呼吸症候群をもっている。

起床時の血圧を必ず測定して、血圧手帳に記載したうえで、医師を訪れる際に持参することが、自分の血圧を知るためには肝要です。できれば、夕食前、または就寝前にも測定します。食後、入浴後は低くなりますので、測定はしません。また、血圧測定には必ず上腕型の血圧計を使います。血圧というものは、太い血管で測るほど、変動が少なく正確です。手首型の血圧計で測定した結果は、腱や骨の位置的関係で、わずかな位置のずれで変動しやすく、正確ではないことが多いとされています。一般に、臨床医学で血圧といえば、上腕で測定した血圧のことで、手首で測定したものは、血圧とはよんでいません。高齢者施設や医療機関では手首型血圧計が使用されているのをしばしば見かけますが、好ましいことではありません。

表4－1　血圧の測り方

1. 血圧計は上腕型を用いる。血圧は動脈が太い体の中心に近い部分で測るのが原則である。
2. カフ（腕帯）の位置は心臓と同じ高さとする。
3. 原則として肌がじかに触れた状態で測る。
   ワイシャツや下着の上から測る場合もあるが、衣類がしわをつくっていたときには不正確になる。
4. 上腕にカフを巻きつける場合には指1本が入るほどの隙間をもたせる。
5. カフを巻きつけた後、3分ぐらいの間をおいて測るのがよい。
6. 時間に余裕があれば、一度血圧を測定した後、3分後に再度血圧を測る。2回目の血圧のほうが、普段の血圧値に近い。
7. 起床時と就寝前の血圧にとくに注意を払う。

血圧計を心臓の高さにおくこと、しわの寄った下着の上から測らないことも大切です。「今日の血圧は、いつもと違っておかしいな」と感じたときは、三分くらいたってから再度測って、そちらの数値を血圧手帳に記載します。それよりも短い間隔で連続的に測定してはいけません（表4－1）。

血圧と血糖値は、低いほどよいのです。ホーム血圧が一四〇を超していれば、高血圧症という病気であり、治療が必要です。下のほうの血圧、拡張期血圧は、加齢とともに低くなります。反対に、上のほうの血圧、収縮期血圧は加齢とともに高くなります。下の血圧が加齢とともに低くなるのは、動脈硬化の進行によってです。上の血圧の値から下の血圧の値を引いた数値のことを、脈圧といいます。脈圧が大きい人ほど血管病になりやすく、生存期間も短いことがわかっています。脈圧は六〇から六五を超さないことが好ましく、八〇以上では心臓病や脳卒中に対する日常的な注意が必要です。

高血圧の人は塩分を控えるべきという考え方が古くからありますが、血圧と塩分摂取の関係は人種によって異なることがわかっています。これを食塩感受性といいます。日本人やアフリカ系アメリカ人は、血圧の維持がナトリウム依存性であることが多いという説がありま す。そのため、塩分を必要とする体質といえそうですが、摂取過剰は禁物です。

血圧のコントロールと並んで大切なのは、血中のＬＤＬコレステロール（いわゆる悪玉コレステロール）や中性脂肪のコントロールです。とくに食後の高脂血症と動脈硬化の関係が深いことが明らかになっています。一般の健診では、一日のうちで中性脂肪が最も低い空腹時採血で検査する場合が大部分なので、注意が必要です。

血中のコレステロール値は、食事の前後ではあまり変わりません。一般に、中性脂肪値は食後に上昇し、脂肪の摂取量によって変動します。この食後の中性脂肪の高値は、六時間以上も続きます。食後の中性脂肪の上がり方が、通常よりも大きく、長く続いている状態を、食後高脂血症とよびます。糖尿病ではインスリン抵抗性やインスリン分泌不足の結果として、この食後高脂血症になりやすいのです。人は一日のうち、大部分は食後の状態で生活をしています。必ず食後の中性脂肪値を検査してもらうよう、かかりつけの医師にお願いしましょう。なお、血中ＬＤＬコレステロールの基準値は一四〇㎎／dℓ以下ですが、日本動脈硬化学会のガイドラインでは、糖尿病がある場合の目標値は一二〇㎎／dℓ未満です。

以上、糖尿病とはどのような病気かについて、予防の観点もまじえてお話ししました。本書はアルツハイマー病対策について新たな提言をする本ですが、それには糖尿病対策も不可欠ですので、章をあらためて詳しく説明することにします。

第5章

インスリンからみたアルツハイマー病

アルツハイマー病と糖尿病は並行して増えている

本章からは、いよいよ本書のメインテーマに入ります。アルツハイマー病と糖尿病には、どのような関係があるのかを明らかにしていきましょう。

アルツハイマー病は、実は2型糖尿病と類似点が非常に多い生活習慣病で、ともに加齢が基本的原因です。アルツハイマー病は、家族または本人が物忘れを感じはじめるよりも一五年から二〇年ほど前に、事実上発病しています。糖尿病もまた、発病していても、自覚症状がまったくないまま、一〇年、一五年を過ごすことの多い病気なのです。

糖尿病の人がアルツハイマー病に罹りやすいことは、近年、国内外の研究で数多く報告されており、いまではよく知られた事実です。最近の調査でも、アルツハイマー病と糖尿病の患者が並行して増えていることが報告されています。このことは近年、経済成長とともに糖尿病の罹患率上昇が著しい中国やインドでも、同様の傾向がみられています。血糖値が高い人ほど、アルツハイマー病のリスクが高くなるという結果も示されています。

糖尿病とアルツハイマー病の関係についての研究では、ロッテルダムスタディの「糖尿病はアルツハイマー病の発症リスクを二倍にする」という研究成果があります。日本でも、九州大学第二内科で一九六一年から行われている久山町研究が、脳卒中、糖尿病などの生活習慣病の疫学的調査として世界的に有名です。久山町は福岡市に隣接した人口約八四〇〇人の町で、住民は全国平均とほぼ同じ年齢・職業分布を持っており、偏りのない日本人集団と考えられています。一九八八年から、六〇歳以上の男女一〇一七人を対象とした一五年間の追跡調査から、予備軍を含む糖尿病者では、アルツハイマー病に罹患するリスクが非糖尿病者の二倍にのぼると報告されました。

その原因としては、いくつかの説が従来から考えられています。糖尿病の人は、高血糖、糖尿病で合併しやすい高血圧、脂質異常症などのため動脈硬化の進行が速く、結果として、いろいろな形の脳血管障害になりやすいというのです。とくに、脳内にラクナ脳梗塞という直径一五㎜以下、多くは三～五㎜の小さい梗塞巣（図5－1）を多発しやすいことが、頭部のＭＲＩ検査の普及によって確認されるようになり、いっそう注目されています。これは脳の中を走る穿通枝《せんつうし》といわれる二〇〇㎛ほどの細い血管の動脈硬化が、糖尿病、高血圧、喫煙などの影響で進行するためです。症状としては、軽症の言語障害、手足のしびれ、麻痺、眼球運動障害などがありますが、無自覚の間に発症することが多いので、俗に〝隠れ脳梗塞〟とよばれたりもします。ラクナ脳梗塞の多発自体が認知症を起こしますが、これら糖尿病に

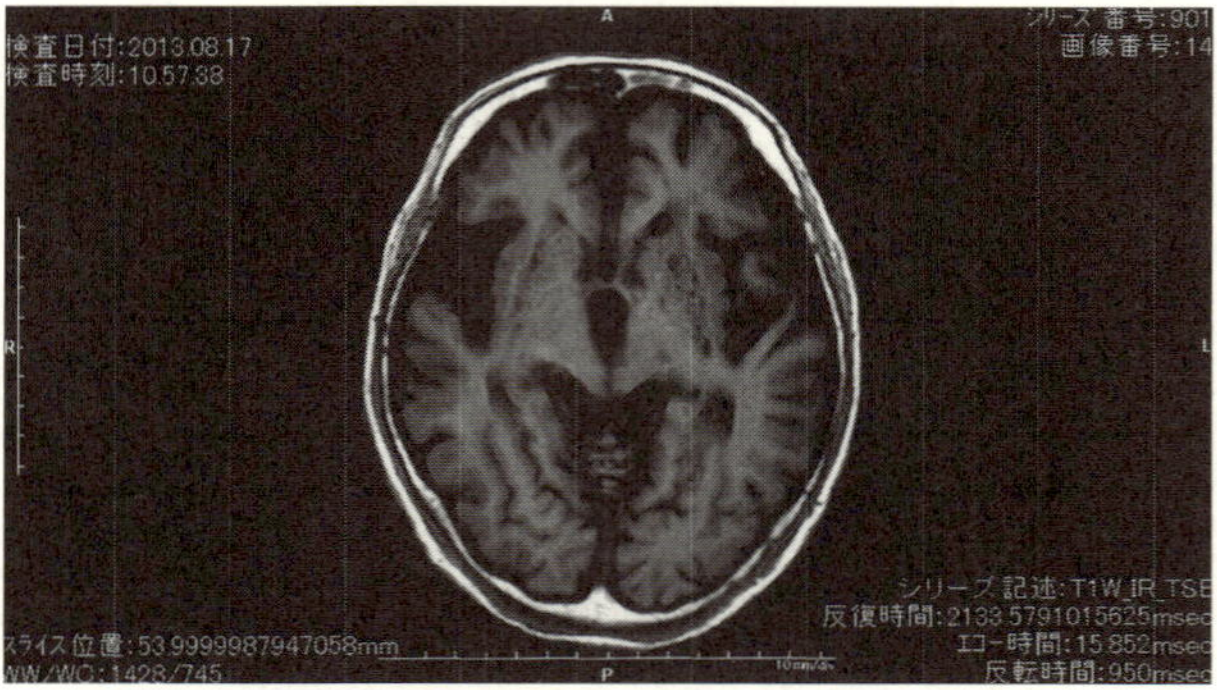

図５－１　ラクナ脳梗塞

よる脳血管障害の存在が、アルツハイマー病の重大な危険因子であると考えられています。結果として、脳血管性の認知障害とアルツハイマー病による認知障害が合併して、同時にみられるようになることが特徴です。

ＦＤＧ（フルオロデオキシグルコース）－ＰＥＴといわれる検査でも、アルツハイマー病と診断された患者の脳では、アミロイドβタンパクの沈着に先立って早期に、糖代謝の低下がみられることが従来から知られています。

海馬の細胞は膵臓のβ細胞と似ている

糖尿病とアルツハイマーの関係について、さらに詳しくみていきます。糖尿病のために血液中のブドウ糖濃度が異常に高くなると、体をつくっている細胞組織の中のタンパク質に糖が結合し、体温で温められます。この現象のことを「タンパク質の糖化」とよんでいます。タンパク質が糖化をしても、すぐに血糖値が下がれば正常なタンパク質に戻ります。しかし高血糖の状態が続くと、終末糖化産物（ＡＧＥ）といわれる強い毒性を持つものに変わります。その結果、老化が進行し、アルツハイマー病になりやすいと考えられています。

しかし、この二つの病気の間の基本的な関係は、もっと深いところにあるようです。

糖尿病の主役は、第４章でお話ししたように、膵臓のランゲルハンス島の中のβ細胞から分泌されているインスリンというホルモンです。アルツハイマー病で最も早期に、最も強く冒され、病変の場の主役となるのは脳の海馬の神経細胞ですが、実は膵臓のβ細胞と、脳の海馬の神経細胞とは、似たものどうしなのです。どういうことかというと、脳の海馬の中でも、膵臓と同じようにインスリンがつくられているのです。このことは医師の間でもあまり知られていなかったのですが、いまでは広く認知されています。

これに関連して、二〇一一年に発表された重要な論文があります。健康なラットの海馬の神経幹細胞（特定の機能を持つ細胞へと分化して変わる能力を持った細胞が幹細胞。成熟した神経細胞へと変わる潜在能力を持った細胞が神経幹細胞）を糖尿病のラットの膵臓に移植するといい、インスリン作用が上がり、血糖値が低下してラットの糖尿病の状態が改善したというのです。ところが、糖尿病のラットの海馬神経幹細胞を他の糖尿病ラットの膵臓に移植しても、ラットの糖尿病の状態は改善しませんでした。このことは、健康なラットの海馬の神経幹細胞はインスリンをつくる細胞に変わるため、これを糖尿病ラットの膵臓に移植することで膵臓がインスリンをつくれるようになったことを示しています。

また、2型糖尿病者の膵臓のランゲルハンス島には、ランゲルハンス島アミロイド・ポリペプチドといわれるアミロイドβタンパクが溜まっていますが、これはアルツハイマー病で海馬などを中心としてアミロイドβタンパクが溜まることと類似しています。

結論から先に言いますと、糖尿病の人がアルツハイマー病に罹りやすいという表現自体は、適切ではありません。正確に言うと、この二つの病気の根本的原因が同じということです。そして、その鍵を握っているのは、脳の中のインスリンというホルモンの作用なのです。

インスリンは記憶物質でもある

膵臓で分泌されて血糖値の調節をしていることで有名なインスリンが、脳に働いて記憶物質としても重要な役割をしていることは、意外に知られていません。

アメリカでは二〇〇六年に、鼻から吸入するインスリンが認可され、「Exubera」という商品名でファイザー社から発売されました。高価なために販売実績が伸びず、結局、販売停止となっていましたが、二〇一四年に新たにマンカインド社が経鼻吸入用インスリン「Afrezza」を開発し、アメリカのFDA（食品医薬品局）に承認されて、アメリカを中心に使われています（図5－2）。このタイプの吸入用インスリンは、鼻から脳の下面の嗅皮質を通って、効率よく脳内に取り込まれます。鼻から吸入した場合は、インスリンが血糖値を下げる作用は皮下注射と比較すると軽度ですが、健常者がインスリンを吸入すると、一五分後には記憶力が上昇することがわかっています。

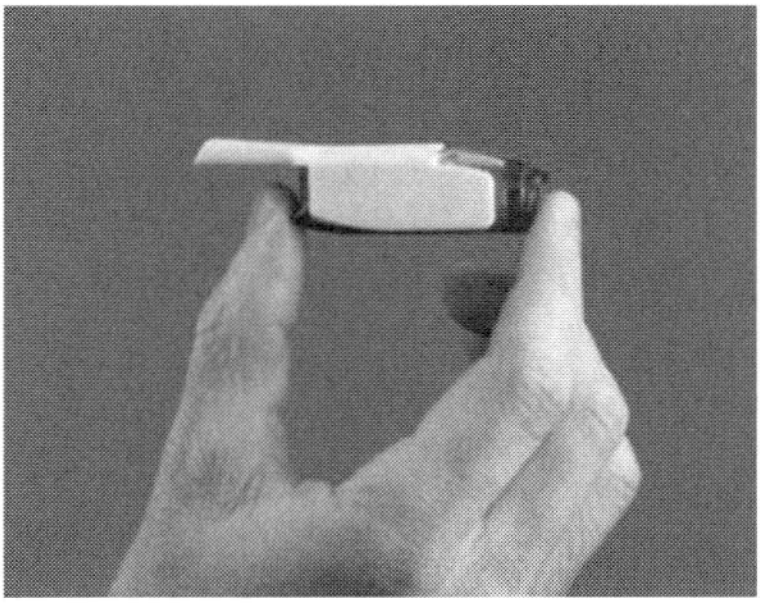
図5－2　吸入用インスリン製剤Afrezza

次の章で詳しくお話ししますが、私たちの動物実験でも、脳室の中にストレプトゾトシンという薬を注射してつくったアルツハイマー病のモデルラットの脳の中に、インスリンを一回注入しただけで、低下していた認知機能がただちに回復する現象が確認されています。これらの事実は、インスリンが記憶力を強力に高める物質であることを示しています。

インスリンが脳の海馬でもつくられていることは先にお話ししましたが、膵臓から分泌されたインスリンも、健常者では脳の中に入って海馬に作用します。

ブドウ糖はほとんどすべての細胞の代謝のために不可欠なものですが、脳ではとくにその必要性の高いことが知られています。ブドウ糖が細胞膜を通過するためには、ブドウ糖トランスポーター（GLUT）といわれる特別な膜輸送タンパク質を必要とします。インスリンは海馬に働いて、このブドウ糖トランスポーターを通してブドウ糖が海馬に取り込まれるように助けます。これが脳におけるインスリンの働きです。より具体的には、ふだんは細胞の中に沈んでいるブドウ糖トランスポーターは、インスリンがくると細胞膜上に浮上して、ブドウ糖を取り込みます。トランスロケーションといわれる現象です。このことが記憶力を高めているのです。

それではインスリンはどのようにして作用を発揮するのでしょうか？　また、脳の中でインスリンが作用しにくくなるインスリン抵抗性というのはどのような現象でしょうか？

インスリンの働きを左右するリレー走者

ホルモンとその受容体のことについては、第1章でも説明しました。インスリンのようなホルモンが細胞に働くためには、細胞の表面にある、それぞれのホルモンに特異的な受容体というタンパク質に結合することが必要です。鍵と鍵穴の関係です。ただし、ホルモンという鍵を、受容体という鍵穴にいれて細胞表面のドアを開けてから、細胞の奥に情報を伝えるためには、さらにいくつもの情報伝達の化学的リレーが必要です。この場合のリレーの走者は、やはりそれぞれの受容体に特有のタンパク質です。タンパク質にリン酸基が結合してリン酸化することによって、リレー走者は走り、次の走者にバトンタッチすることが可能になります。これをカスケード反応ということも、第1章でお話ししました。この情報伝達がうまくいかないと、インスリンが十分にあっても作用しにくいことになります。このインスリンが作用しにくい状態が第4章でお話しした、インスリン抵抗性です。

糖尿病、ことにその初期の段階では、膵臓のβ細胞が何とか頑張って血糖値を正常に保とうとする結果、血中のインスリン濃度が異常に高くなり、高インスリン血症の状態になります。まさにインスリン抵抗性です。

ところで、健康な状態では、膵臓でつくられたインスリンは、血液脳関門とよばれる血流と脳との間にある関所を容易に通過して、脳で作用を発揮できます。ところがインスリン抵抗性の状態では、インスリンは血液脳関門を越えて脳の中に入り込むことが難しくなり、記憶物質として働くことも難しくなるのです。糖尿病の人がアルツハイマー病になりやすいことの原因の一つがこれです。インスリン濃度が高いと脳の中に入りやすいように思えるところですが、話は逆なのです。

また、体が糖尿病でなくても、脳の海馬でつくられるインスリンの量が足りなかったり、インスリン受容体という鍵穴に入ったあとの情報伝達のリレーがうまくいかないと、脳内インスリン抵抗性となり、脳はインスリン作用が不足した状態になります。

鍵としてのインスリンが、細胞表面の受容体という鍵穴に結合したあとの情報伝達リレーで、エースともいうべき走者がインスリン受容体基質（ＩＲＳ）といわれるタンパク質です（図５－３）。ＩＲＳにはＩＲＳ－１からＩＲＳ－４までの四人のリレー走者がおり、それぞれゴールが違います。脳はインスリンに依存しなくても糖の取り込みが可能な臓器ですが、とくにＩＲＳというリレー走者を通して、さきほどお話ししたインスリンの重要な働きであるＧＬＵＴのトランスロケーションによる細胞への糖の取り込みを、いっそうよくします。

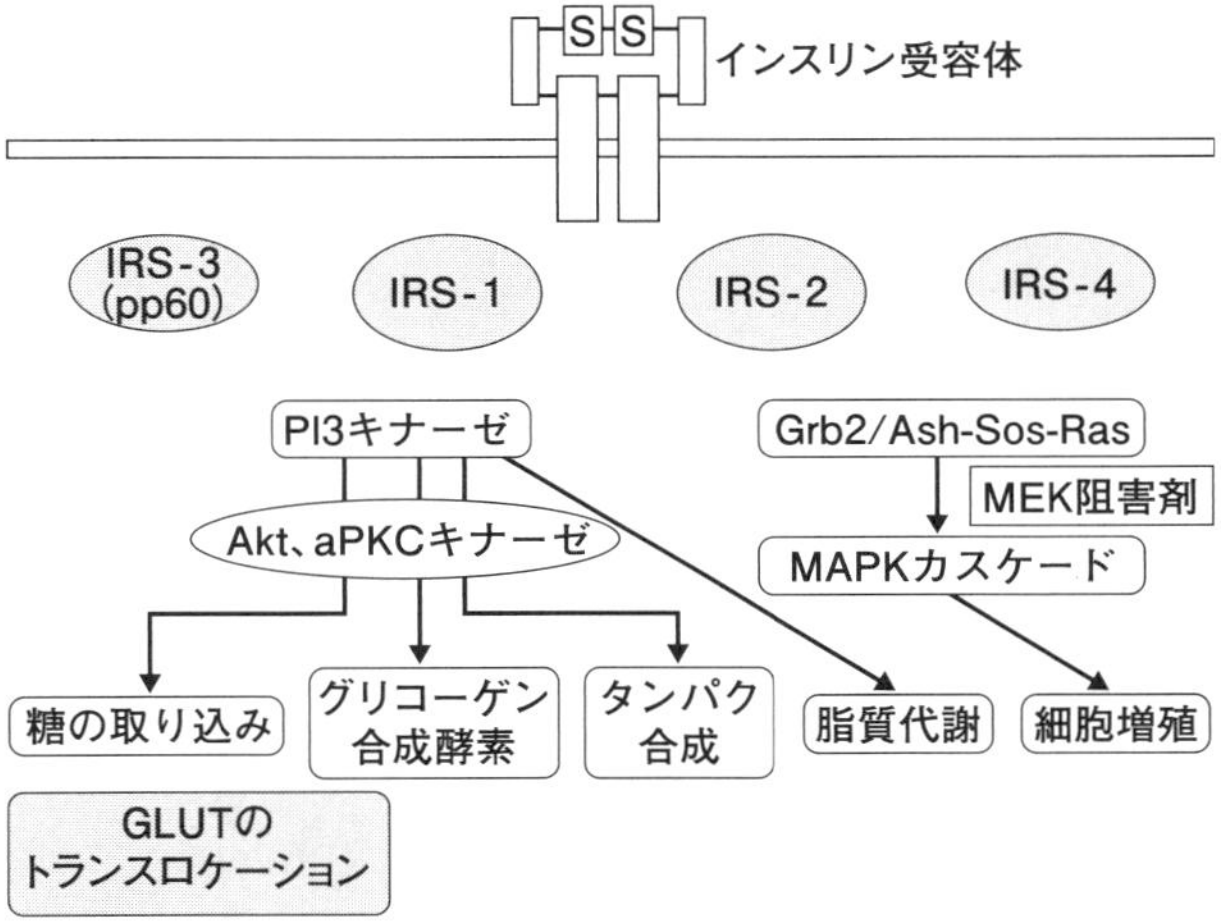

図５－３　インスリン受容体作用のリレー

ところが、糖尿病の脳、アルツハイマー病の脳では、ＩＲＳ－１を構成するセリンというアミノ酸にリン酸が結合してしまい、チロシンというアミノ酸にリン酸がつきにくくなります。その結果として、エースとしての働きが滞り、インスリンの脳内情報伝達が阻害されていることがわかっています。これが脳の中でのインスリン抵抗性を引き起こす原因であり、「脳の糖尿病」すなわち、アルツハイマー病発症のメカニズムなのです。

人は歳をとるにしたがって、全身的にも、脳内でもインスリン抵抗性が高まります。そのため糖尿病やアルツハイマー病に対するリスクが上昇するとともに、不安やうつ状態にもなりやすくなるのです。それでは、体が糖尿病になり、高インスリン血症になり、脳内のインスリン情報伝達が支障をきたすと、なぜアルツハイマー病になるのか、もう少し詳しく説明しましょう。

なぜインスリンが働かないとアルツハイマー病になるのか

高インスリン血症の状態では、記憶物質である、血液中のインスリンが血液脳関門を越えて脳の中に入るのが難しくなることは先にお話ししました。これがアルツハイマー病につながる大きな原因です。

また、糖尿病になると、インスリン分解酵素（ＩＤＥ）の活性が低下します。インスリン分解酵素はインスリンを分解するだけでなく、アルツハイマー病の原因物質として第3章でお話ししたアミロイドβタンパクをも分解する作用を持っています。ところが、インスリン抵抗性による高インスリン血症の状態では、インスリン分解酵素はインスリン分解のために大量に消費されるのでアミロイドβタンパクの分解ができなくなります。このこともアルツハイマー病の発症に拍車をかけることになります。

それから、神経細胞から神経細胞へと情報を伝える神経伝達物質に、アセチルコリンがあります。脳においては記憶、学習、睡眠、目覚めなどと深い関係を持っています。脳でアセチルコリンが不足すると記憶障害が起こりますが、アルツハイマー病の脳では、アセチルコリンの濃度が低下していることがわかっています。アセチルコリンは脳の中ではブドウ糖からつくられます。脳内のインスリン情報伝達に支障が起きれば、糖代謝が異常を起こし、アセチルコリンがつくられにくくなるのです。アルツハイマー病の脳でアセチルコリンの量が少ない理由の一つは、このためです。〝一つ〟と言ったのは、アルツハイマー病のために、神経細胞が死滅する結果としてのアセチルコリンの減少もあるからです。

これらの事実は、アルツハイマー病の根本的な原因は、脳の中でのインスリン情報の伝達障害であることを示しています。インスリン自体が脳の中で記憶物質として働いていることに加えて、インスリン情報伝達の障害が脳での糖利用の低下に繋がることが、アルツハイマー病という結果を生むのです。

繰り返しますと、インスリンは脳の中で、神経細胞の生存、修復を支え、記憶をつくり、アミロイドβタンパクを分解する作用を持っています。脳でのインスリン作用がうまく機能しなくなれば、アミロイドβタンパクの蓄積を招きます。さらにいうと、アミロイドβタンパクの蓄積は脳の中のミクログリアといわれる細胞を刺激して、サイトカインなどの炎症性物質の分泌を亢進させ、インスリン情報伝達をさらに悪化させるという悪循環を招き、アルツハイマー病を進行させることになります。

結論としては、アルツハイマー病の基本的な原因は、脳内でのインスリン抵抗性の存在であると考えられるのです。

医学的にも、社会的にも大きな問題となっているアルツハイマー病の根本的治療のためには、この考え方に基づいた対策こそが必要であるというのが、著者らの提言です。

この考えは、アメリカのデ・ラ・モンテ、メキシコのアリエタ・クルズらの学者によっても提唱され、国際的な支持を得ています。また、二〇一五年のアメリカのウイスコンシン大学とアイオワ大学の共同研究では、全身的なインスリン抵抗性と、脳の広い範囲での糖代謝の低下とが関連していることが明らかにされています。ことに左の内側側頭葉でその傾向が強く示されていて、アルツハイマー病と脳の糖代謝の関係をはじめて明示したものとして注目されています。何度もお話ししているように、この糖代謝の低下は、インスリン抵抗性による情報伝達の障害からもたらされるものです。

これから章を追って、この考えが正しいことを著者らが実験と臨床を通して証明してきた経緯、そして、具体的にアルツハイマー病をどのように治療したらよいかについて、話を進めていきます。

第6章

実験と臨床データによる検証

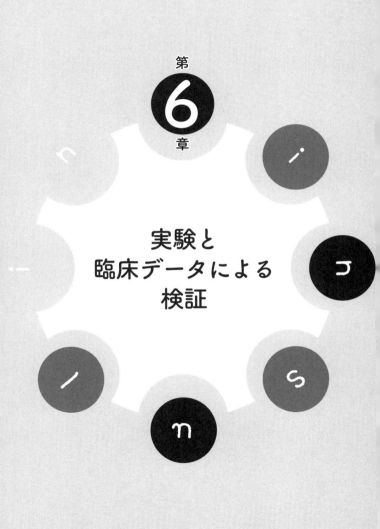

新説を立証するための動物実験

糖尿病の人がアルツハイマー病になりやすいという報告に端を発して、アルツハイマー病の根本的原因は脳の中の、とくに海馬におけるインスリンというホルモンの情報伝達の障害にあるとお話ししてきました。しかし、このことをきちんと証明するには、ヒト（人間について生物学的観点に限定して述べる場合には「ヒト」という表現が使われます）を対象とした研究では限界があり、やはり動物実験が必要になります。記憶、学習に関連した実験では多くの場合、ヒトと同じ哺乳類のラットやマウスなどの齧歯《げっし》類が使われます。齧歯類の海馬の神経機構は、ヒトのそれと非常によく似ているからです。

アルツハイマー病の研究、薬の開発などのためのモデル動物としては、従来からいろいろなものが開発されています。アルツハイマー病ではアミロイドβタンパクの前駆体といわれる、アミロイドβ前駆体タンパク（ＡＰＰ）の遺伝子に変異があることがわかっているので、これを過剰に発現させたＡＰＰ過剰発現マウスもつくられました。しかしアミロイドβタンパクの蓄積のしかたがアルツハイマー病の場合と異なっており、適切なモデル動物にはなりませんでした。

そこで、正常なAPP遺伝子を変異させ、異常な遺伝子と置き換えたAPPノックインマウスがつくられたり、糖尿病とアルツハイマー病の関連を調べるため、APP過剰発現マウスとレプチン欠損マウスを掛け合わせたモデル動物も作成されています。レプチンとは、脂肪細胞から分泌され、食欲を抑え、エネルギー代謝を調節する作用のあるホルモンです。レプチン欠損マウスは肥満、2型糖尿病のモデル動物として使われています。

しかし、これらのモデル動物はいずれも、アミロイドβタンパクの異常蓄積を観察することを一次的目標としたものです。薬の研究・開発と同様、アルツハイマー病の動物実験の研究で必要なことは、アミロイドβタンパクの蓄積という現象そのものではなく、なぜアミロイドβタンパクが溜まるのか、という視点に立ってモデル動物を使うことです。そこで私たちは「脳だけを糖尿病にした」ラットを使うことにしました。

「脳だけが糖尿病」のラットをつくる

ストレプトゾトシンという薬をラットの腹腔内に注射すると、ラットは全身的に糖尿病の状態になります。これは、この薬が、前の章でお話ししたブドウ糖輸送体、ブドウ糖トランスポーター（GLUT）というタンパク質を通じて細胞の中に取り込まれた結果、インスリンによって糖が正常に取り込まれるのを阻害するからです。

ストレプトゾトシンというのはもともと、一九五〇年代にアメリカのカンザス州で抗生物質として土壌から単離されたものです。一九六〇年代にこの物質が膵臓のβ細胞に対して特異的に毒性があることが発見され、それ以来、実験的に動物で糖尿病をつくる目的で用いられてきました。なお、ストレプトゾトシンは膵臓のランゲルハンス島腫瘍の治療薬としても認められています。

ストレプトゾトシンをラットの脳の中に注射しても、全身的には糖尿病にはならず、血糖値も正常に保たれますが、脳だけが糖尿病になります。〝脳の糖尿病ラット〟です。脳は他の臓器に比べて圧倒的に糖の消費が多く、ブドウ糖依存性の強い臓器です。そこへストレプトゾトシンを注射することで、全身投与の場合と同様に、脳への糖の供給を保証しているブドウ糖トランスポーターを通して脳の中に取り込ませ、糖の代謝に障害を与え、結果として脳内のインスリンによる情報伝達を阻害するのです。

〝脳の糖尿病ラット〟の認知機能を調べる

私たちはこの〝脳の糖尿病ラット〟の認知機能を調べました。ヒトのアルツハイマー病に

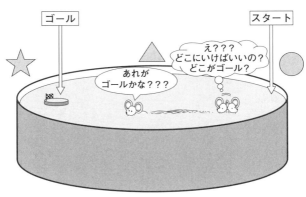

図6－1　モリス水迷路

おける中心的な症状は、いつ（曜日、日時、季節）、どこ（場所、方角）で、だれ（相手）と、がわからなくなることです。ラットやマウスの認知機能を検査するための行動科学的実験装置はさまざまなものが考案されていて、たとえば八方向放射状迷路という装置は、出発点の真ん中のホールから放射状に八本の腕が出ており、それぞれの腕の突き当たりに餌が置かれています。ホールに置かれたネズミが、どのように効率的に八個の餌を拾うのか、一度入ってすでに餌を拾い上げた腕に再び進入することがないのか、がテストされます。

「どこ」を検査するうえで定番的に使われる方法が、モリス水迷路試験というものです（図6－1）。空間記憶を含む、海馬に依存する学習能力をテストする目的で、一九八一年に神経科学者のリチヤード・G・モリスによって開発された方法です。

実際にはマウスでの使用には問題があり、ラットの実験に使用することが勧められています。マウスの空間学習能力はラットよりも低く、水泳能力、視力、水に対する反応性も、マウスとラットの間には差があるためです。一般にオスのほうがメスよりも空間認知機能に優れているので、実験にはオスが使用されます。

方法としては直径一八〇㎝、深さ一〇〇㎝の円形のたらいに、墨汁または牛乳で不透明にした水を満たします。水面下には一〇㎝四方のプラットホームが一定の位置に置かれており、見えないようになっています。そして、テスト中にラットが実験者を見ることができないように配慮します。

さて、実験に先立ち、ラットを一度、プールの中に入れます。そしてプラットホームにまで泳ぎつかせ、そこが安全であることと、そこから見える周りの景色を学習させます。そのあとで再度、ラットを同じ位置からプールの中に入れるのです。すると、ラットはプラットホームと周りの景色との位置的関係についての記憶を頼りに、安全なプラットホームを探して懸命に泳ぎます。このラットの泳いだ経路の軌跡を記録するとともに、総遊泳距離、プラットホームに到達するまでの時間、遊泳経路の効率性などを計測するのです。

私たちはこの検査を一日一回、九日間連続的に行い、繰り返しによる学習効果がどのように上がるかを観察しました。すると、ストレプトゾトシンを脳内に注射された〝脳の糖尿病ラット〟は、どのパラメーターをとっても、正常なラットに比べて、学習能力、空間認知能力が著しく劣っていました。プラットホームに到達するまでの軌跡をみると、正常なラットも第一日目はさすがに少しの間、まごつきますが、第三日目以降はほとんど一直線でプラットホームに到達していました。これに対して、〝脳の糖尿病ラット〟はひどく迂回した経路をとったうえでやっと到着し、九回の繰り返しでも練習効果が一向に上がりませんでした。

この〝脳の糖尿病ラット〟の脳内に、デテミルという、効果の長く続くインスリン製剤〇・五単位を一回だけ注入してみました。デテミルとは、膵臓からのインスリン分泌が枯渇した糖尿病の患者に対して、食後の血糖値を下げる目的ではなく、基本的なインスリンの必要量を供給するために使用されている薬剤です。その結果、注入の翌日のテストでは、ひどく回り道をしていた遊泳は明らかに改善し、第三日目にはほとんど正常、第五日目以降は完全に正常化し、モリス水迷路試験のすべてのパラメーターで、ストレプトゾトシン注射以前の、正常の状態に戻っていました（図6－2）。

このモリス水迷路試験はラットの視覚的記憶に関係するものです。周囲の景色をカーテンで覆って隠すと、正常なラットでも成績が落ちたからです。そしてこの試験の成績は、明らかに加齢によって低下することもわかりました。

〝脳の糖尿病ラット〟はアルツハイマー病だった

続いて、実験に使ったラットの海馬の、歯状回といわれる部位を中心として、次の項目について調べました。この部位はアルツハイマー病のときに最も早く、最も強く冒されるところです。

①アルツハイマー病の原因物質であるアミロイドβタンパクの量
②細胞の表面にあってインスリンが作用を発揮するのに必要なインスリン受容体の量
③AKTの量
※AKTとは、インスリンが受容体に結合してから情報を細胞の奥に伝えるリレーの下流にいる走者の一人で、インスリン受容体基質（IRS）とともにエース格の存在です。
④インスリン分解酵素（IDE）の量
※第5章でもお話ししたIDEはインスリンを分解して、その代謝回転を活発にする作用がありますが、一方では脳の中で歳とともに溜まっていくアミロイドβタンパクを分解して

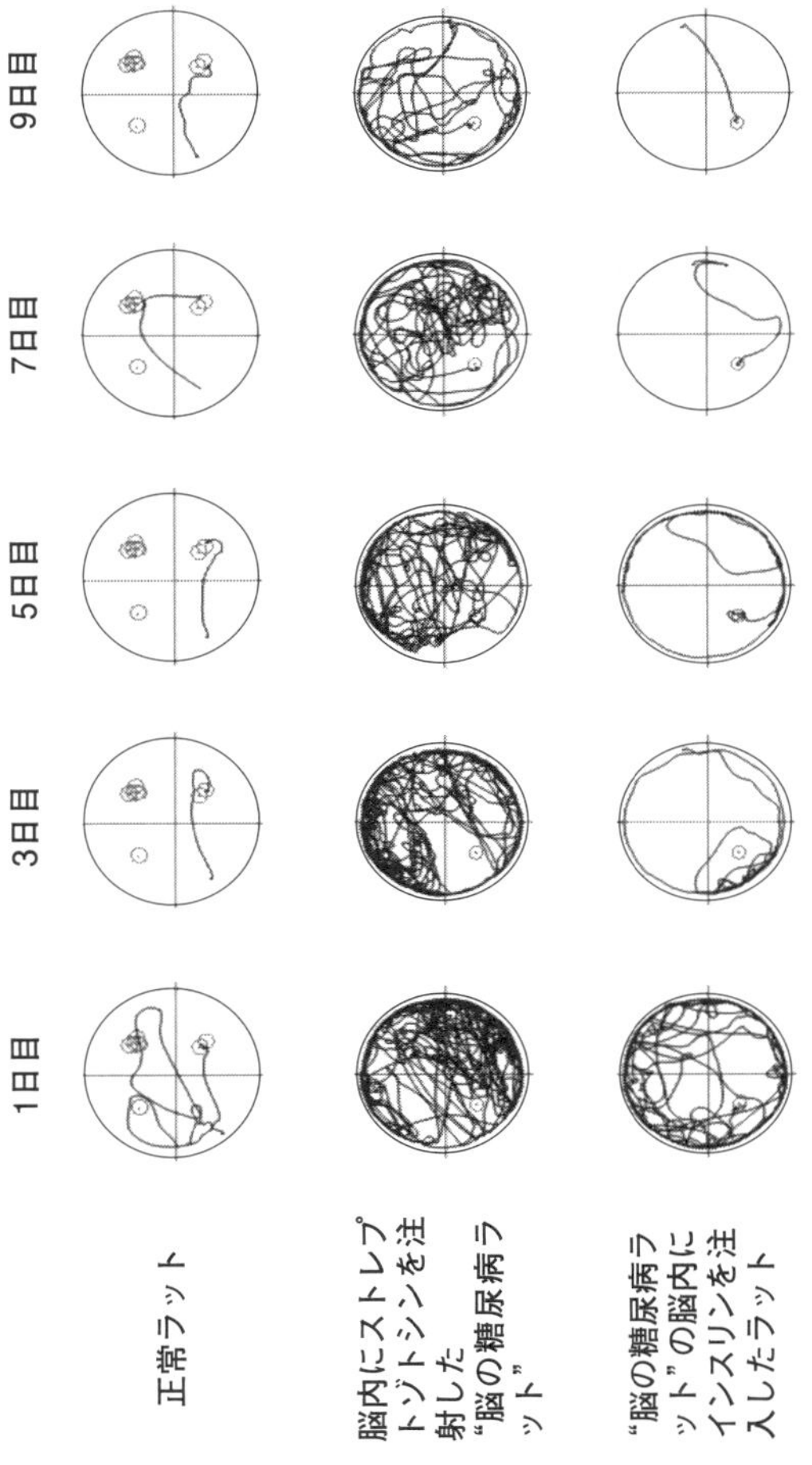

図6－2　モリス水迷路試験におけるラットの遊泳軌跡

処理する役目も持っています。ＩＤＥが減るとアミロイドβタンパクの蓄積が増えます。

⑤ソマトスタチン（ＳＳＴ）の量

※ＳＳＴは視床下部（脳下垂体の上に位置していてホルモン調節の中心とされている場所）や膵臓のランゲルハンス島から分泌されるホルモンで、脳の中では海馬を中心に発現し、神経情報伝達物質として多様な作用を持っています。アミロイドβタンパクを分解する酵素としてネプリライシンといわれる物質があり、アルツハイマー病の脳ではその発現量が五〇％以下に低下していることが知られていますが、ソマトスタチンはこのネプリライシンの活性を上げて、アミロイドβタンパクの蓄積を防ぎます。

結果は以下のとおりです。ストレプトゾトシンを注入された〝脳の糖尿病ラット〟では、インスリン受容体、ＡＫＴ、インスリン分解酵素、ソマトスタチンのすべてが減っていて、その逆に海馬でのアミロイドβタンパクの蓄積は、正常なラットの一・五倍以上でした。

ところがインスリンを注射したあとでは、海馬でのアミロイドβタンパクの蓄積は正常なラットよりも低い状態であり、インスリン受容体、ＡＫＴ、インスリン分解酵素、ソマトスタチンのすべてが上昇し、正常ラットの方向への回復を示しました。

つまり、脳の中にストレプトゾトシンを注入された〝脳の糖尿病ラット〟は、認知機能の低下、脳内でのアミロイドβタンパクの蓄積、インスリン受容体、AKT、インスリン分解酵素、ソマトスタチンのレベルなどがヒトのアルツハイマー病に非常に一致した状態で、アルツハイマー病のモデルとするに十分でした。そして、このラットの脳内にインスリン製剤を一回注入すると、認知機能、海馬の解剖病理学的所見が一気に回復したのです。

私たちのこの実験結果は、アルツハイマー病とは〝脳の糖尿病〟であり、アルツハイマー病の治療はこの立場から考える必要に迫られているという事実を立証したといえそうです。

さらに実験を進め、次のようなこともわかりました。第2章でお話ししたように、海馬は大脳皮質の広い領域から短期記憶を受け取って長期記憶に変え、それぞれの記憶を戻しています。この一連の操作の中では、最初に外からの情報、短期記憶をしっかりと受け止める場所が大切です。この場所は海馬の中でも歯状回の顆粒細胞層といわれる領域です。

そして、これも第2章でお話ししたように、情報伝達系としての脳では、神経細胞（ニューロン）が約八〇〇億から一〇〇〇億個ほども集まって突起を伸ばしながら、ネットワークをつくっています。ニューロンとニューロンの繋ぎ目のことをシナプスとよびます。ニューロンの細胞体からは樹状突起といわれる短い突起が数多く出ていて、そこにはスパイン（樹状突起棘）といわれる小さな瘤が多数ついています。スパインはニューロンが他のニューロンから情報を受け取るときの受け皿です。ところが〝脳の糖尿病ラット〟の歯状回顆粒細胞層のニューロンについて、その樹状突起にあるスパインの数を算定したところ、正常なラットに比べて明らかに減っていたのです。この場所は人のアルツハイマー病で最初に冒される場所です。〝脳の糖尿病ラット〟では、大脳皮質でつくられた短期記憶を受け取って長期記憶をつくるための最初のステップが障害されていることが、私たちの実験からわかったのです‼

臨床データからみた糖尿病とアルツハイマー病

次に、「アルツハイマー病とは〝脳の糖尿病〟」であることを、臨床的な立場からみていきます。

病気の診断には、信頼に足る数量表示が必要です。数値があって初めて、客観的診断や、症状の進行状態や薬の効果の有無の判断が可能となります。この意味でアルツハイマー病の診断として有用なのは、頭部のＭＲＩの画像を、ＶＳＲＡＤというソフトを使って解析することです。ＶＳＲＡＤについては第３章でも紹介しましたが、ここで補足的に説明を加えます。

ＶＳＲＡＤの正式名称は、早期アルツハイマー型認知症診断支援システム（Voxel-based Specific Regional analysis system for Alzheimer's Disease）です。松田博史教授の総監修の下で、大日本印刷と製薬会社のエーザイが、アルツハイマー病の客観的診断をめざして開発したものです。アルツハイマー病の画像診断には従来では、ＰＥＴ、ＳＰＥＣＴなどの放射能性医薬品を用いた核医学的検査が必要でしたが、これらの設備を持っている病院は限られているうえに、検査のための前準備が必要であり、検査自体にも時間がかかります。認知症の保険診療で認められていないので、費用負担も問題です。また、ＳＰＥＣＴは放射線被曝が大きいのも問題です。したがってこれらの検査は、発病前診断、早期診断の手段としては適していますが、経過を追って繰り返し検査をするには向いていません。

ＶＳＲＡＤは現在、全国の二〇〇〇を超える施設で用いられています。磁場の強さを示すテスラ（Ｔ）が一・五以上のＭＲＩ装置を備えている病院であれば、二〇分程度の短時間に、保険診療の範囲内で手軽に行うことができます。さらに、アルツハイマー病での基本的変化である海馬の萎縮の程度を数量表示でき、そこに医師の主観が入る余地がありません。

海馬の萎縮度の上下について経過を追って細かく観察するには、毎回、同じ機種のＭＲＩの器械を用いることが理想的です。テスラ（Ｔ）が三・〇のＭＲＩ装置は、テスラ一・五の

MRI装置に比べて萎縮度が一〇%弱ほど低くなることがわかっています。これは採血によって肝臓機能や血中の脂質値を測定する、一般の生化学的検査でも同様です。数値の比較は同じ医療機関、検査機関で行った数値の間のみで可能なのです。

放射線被曝の強いCTと異なり、健康被害の懸念なく繰り返し検査できることは、MRIの大きな利点です。余談ですが、日本は医療機関のCT装置保有率が高く、CT検査の過剰施行の結果などから、世界一の医用放射線被曝国です。一回の胸部CT検査では、通常の胸部X線撮影を一二〇回撮影したほどの量を被曝します。健診にCT検査を勧めている医療機関もありますが、放射線被曝に伴う危険性の立場からはできるかぎり避けるようにすることです。とくに年齢が三〇歳以下の人は注意が必要です。放射線許容量という言葉がよく使われますが、喫煙と放射線には、許容量はありません。暴露した分量だけの生物学的影響は必ずあります。国際線の旅客機の機内乗務員が、乳がんになりやすいことも実証されています。ちなみに国際線旅客機で東京・ニューヨーク間を一往復した場合の自然被曝量はおよそ胸部X線撮影二〇枚ほどに相当します。

なお、VSRADはVSRADプラスを経て、VSRADアドバンスへとバージョンアップされており、それに伴って、診断精度も八〇%前後から九〇%以上と向上しています。

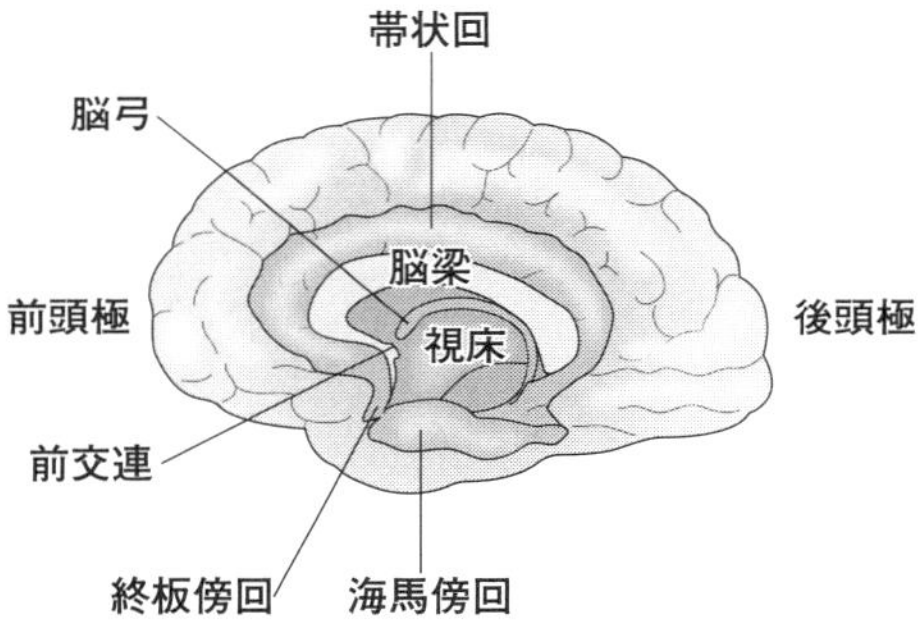

図6－3　海馬傍回

糖尿病の人の海馬は半数以上が萎縮

私たちは、医療機関の外来に自力で通院していて日常生活でも社会生活でも完全に自立している五〇～八五歳の2型糖尿病患者さんの八九例（平均年齢七〇・二歳）について、脳のMRIをVSRADで解析し、海馬傍回の萎縮があるかどうかを計算しました。全員、認知症を思わせる症状はまったくなく、そのように診断されたこともない糖尿病者です。

海馬傍回というのは、またの名を海馬体ともいいます。海馬を取り巻く大脳皮質の部分のことで、記憶の符号化や検索をします。視覚、聴覚、味覚、触覚などから得られた情報はすべて、海馬傍回を通って海馬に入ります。

繰り返しになりますが、海馬傍回はアルツハイマー病で、最も早期に、最も強く冒される脳の部位です（図6

－3）。スペインが生んだ偉大な神経解剖学者で、神経細胞が脳の情報伝達の単位であるというニューロン説を樹立して、今日の神経科学の基礎を築いた巨人、ラモン・イ・カハル（図6－4）は「海馬で起こったことはすべて海馬傍回で起こったことに起因する」と述べているほどです。

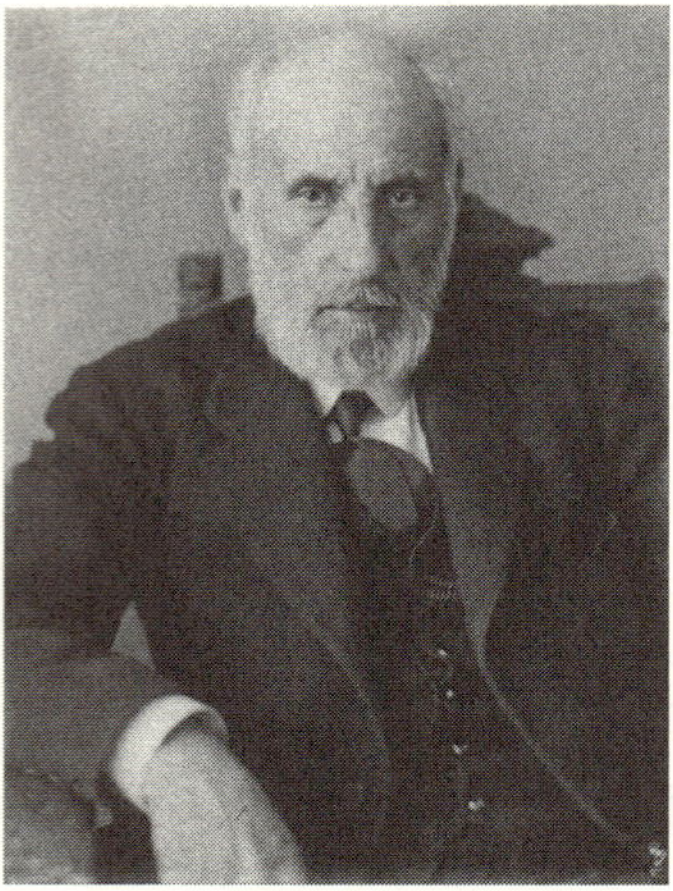

図6－4　カハル

解析の結果、外来通院の糖尿病者の五九％、つまり約六割で海馬傍回の萎縮が見つかりました。半数の糖尿病者では、海馬傍回の萎縮の程度が脳全体の萎縮の程度の二倍以上に達していました。

脳全体の中で萎縮している領域の比率が一〇％以上の人は二四％で、さらに、海馬傍回の中での萎縮している領域の比率が一〇％以上の人は五〇％、二〇％以上の人は三八％でした。

これを、ＶＳＲＡＤの開発者である松田教授が年齢五四歳から八六歳（平均年齢七〇・二

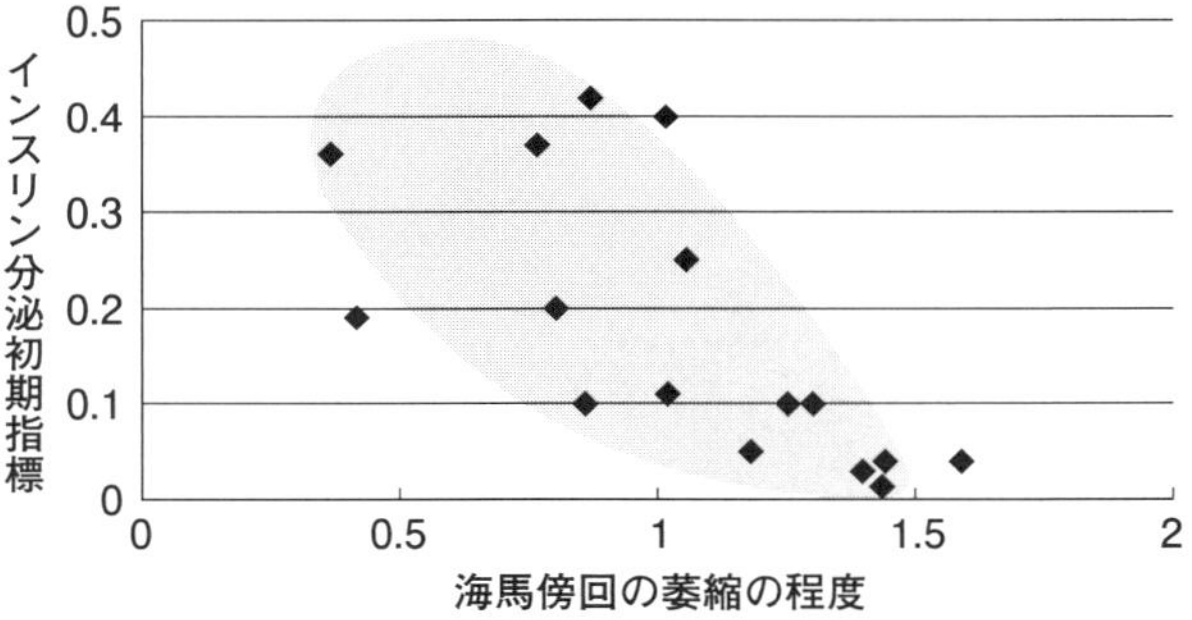

図６－５　インスリンの分泌と海馬傍回の萎縮度

±七・三歳）の八〇例の健常者で解析した結果と比べてみると、脳全体の中で萎縮している領域の比率は二・四％、海馬傍回の中で萎縮している領域の比率は一・三％であり、糖尿病者での結果とは明らかな差がみられました。とくに糖尿病者では、海馬傍回での萎縮が、脳全体の萎縮に比べて顕著でした。

アルツハイマー病の予備軍である軽度認知障害（ＭＣＩ）といわれる段階では、海馬傍回の神経細胞の減少は四〇％であるとされています。

糖尿病歴が長いほど海馬の萎縮は進行する

また糖尿病者での海馬傍回の萎縮の程度は、インスリンによって血糖値を下げる効果の感度が低いほど、また、糖尿病に罹っている年数が長いほど強いことがわかりました。

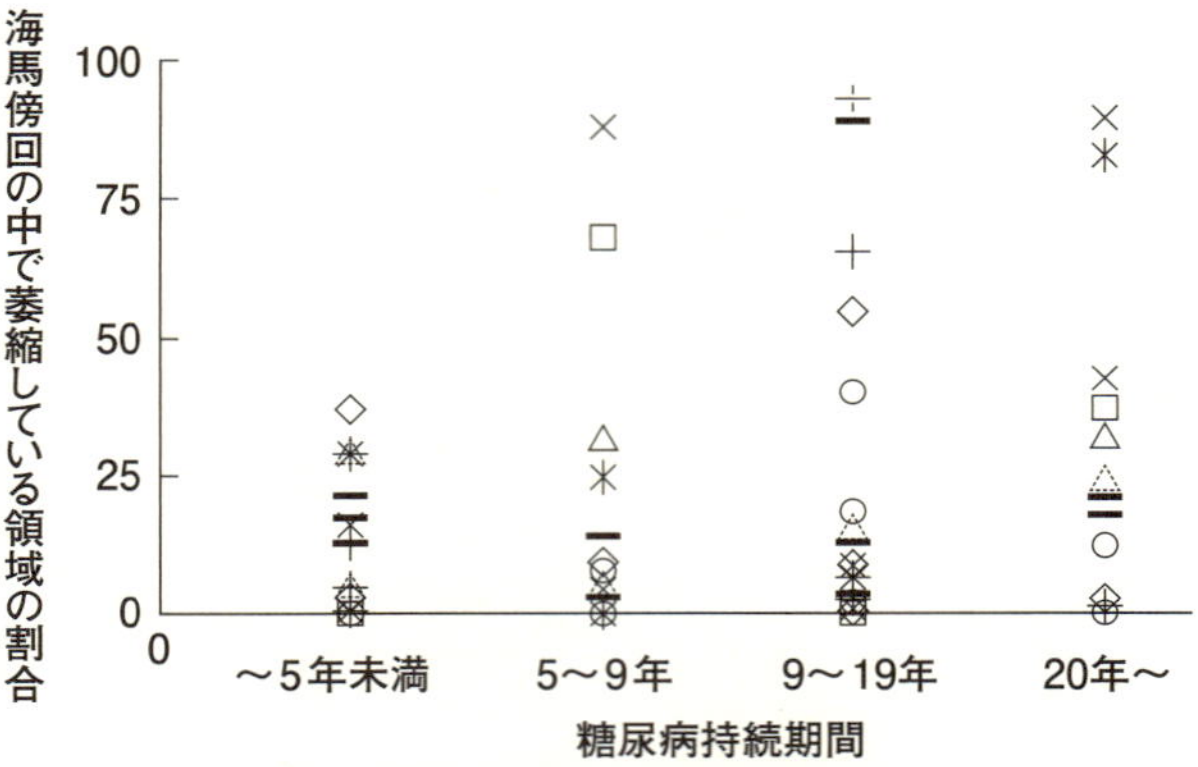

図6－6　海馬傍回の萎縮度と糖尿病持続期間

インスリン作用の感度の試験では、糖尿病診断のための精密検査である七五gブドウ糖負荷試験（OGTT）の結果から、（空腹時とブドウ糖負荷後三〇分との間のインスリンの血中濃度の増加量を血糖値の増加量で割った値で示して）インスリン初期分泌指標とよんでいます。図6－5では、インスリンの分泌と海馬傍回の萎縮度との間に相関関係があることがわかります。また図6－6では、糖尿病の持続期間が五年以上になると、海馬傍回萎縮が急激に進行することがわかります。

　これらの結果からも、糖尿病と海馬の萎縮、アルツハイマー病との関係は、一次的に結びついたものであることがわかります。アルツハイマー病とは〝脳の糖尿病〟のことであるという考え方が、実験と臨床の両面から説明できるようになってきたのです。

それではアルツハイマー病の予防と治療は具体的にどのようにしたらよいのでしょうか？　次章からも、この本が答えます。

第7章

アルツハイマー病にならないためには

アルツハイマー病の予防は糖尿病と同じ

アルツハイマー病とは「脳が糖尿病になっていること」であるとしたら、アルツハイマー病にならないためにはどうしたらよいのでしょうか？

再三お話ししたように、アルツハイマー病は本人または家族が記憶の異変に気づく一五年から二〇年ほど前には、すでに発病しているのです。したがってアルツハイマー病の予防と治療は、同じものと考えられます。そして、それは糖尿病の予防・治療法ともイコールと考えてよいのです。

糖尿病で最も大切で、最も有効な予防・治療法は、運動療法と食事療法です。運動療法、食事療法をしないまま、薬を服用することは、喫煙、飲酒とともに、糖尿病者がしてはいけないことの第一に挙げられます。

そこで、この章ではまず、糖尿病の予防と治療の方法を紹介していくことにしましょう。

糖尿病では「患者自身が主治医」

糖尿病の予防と治療で何よりも大切なこと、そして他の病気と明確に異なる点は、医者ま

表7－1　糖尿病自己管理のための7つ道具

1. 糖尿病健康手帳
2. 糖尿病食品交換表
3. 歩数計（カロリー・カウンター付き）
4. 体重体組成計
5. 上腕型血圧計
6. 食品用の秤
7. 自己血糖測定器

かせにせず、患者自身が糖尿病という病気について理解したうえで、自己管理をしっかりとしなければならないということです。

自己管理のためには、以下の〝七つ道具〟を揃えることをお勧めします。①糖尿病健康手帳、②糖尿病食品交換表、③歩数計（カロリー・カウンター付き）、④体重体組成計（体重のほかに、肥満度、基礎代謝、骨格筋率、体脂肪率などが測定可能なもの、⑤上腕型血圧計、⑥食用品の秤《はかり》、⑦自己血糖測定器です（表7－1）。

糖尿病の人がすべき定期的な健康チェックの項目には、決まったパターンがあります（表7－2）。それに従って自主的に立案、計画することが大切です。

肝要なのは、第4章でお話しした「ヘモグロビンA1c」の数値の意味と、その推移をみずから理解することです。

しかし、理想的な血糖コントロールのためにはそれだけでは

表7－2　糖尿病者の定期チェック項目

①血糖値・血圧の自己測定　適時
　・血糖値：各食後2時間
　・血圧：起床時、昼食前、夕食前、就寝前
②HbA1c測定
　・2ヵ月に1回
③一般血液生化学的検査
　・4ヵ月に1回
④胸部X線写真・心電図
　・年1回
⑤尿中微量アルブミン検査
　・年1回
⑥眼底検査
　・年1回
⑦頭部MRI検査
　・年1回
⑧胃内視鏡検査
　・2年に1回
⑨便潜血検査
　・1年に2回（1回の検査ごとに、2～3度、繰り返す）
⑩腫瘍マーカーの検査（CEA、PSA、CA19-9）
　・年1回
⑪骨密度検査
　・年1回
⑫乳がん、子宮がん検診
　・年1回（40歳以上の女性）

十分とはいえません。ヘモグロビンA1c値が基準値内に収まっていても、食後の血糖値が高いことがあるからです。

理想的には、血糖値も血圧と同様に、自己測定したいものです。自己血糖測定器を用いて、家庭でときどき、食後二時間の血糖値を測定し、一五〇㎎／dℓを超えていないかを調べ、糖尿病健康手帳に記載します。食後二時間の血糖値が一五〇㎎／dℓを超えていない状態では、細小血管症などの合併症が起こりにくいことがわかっているからです。ただし、血糖管理のうえでは「食後」というのは食べはじめてからの時間のことをいいます。食べるとすぐに血糖が上がるので、「食べ終わってから」では意味がないのです。

自己血糖測定は、何を食べると食後血糖値が上がるか、どんな運動をどれほどの時間やれば血糖値がどれほど下がるかを実感できるという利点があります。自己血糖測定器は七社ほどのメーカーが、多様な機種を発売していますが、医師と相談のうえ、処方調剤をしている薬局で購入します。インスリンや、あとでお話しするGLP－1受容体作動薬の自己注射をしている場合は貸与されますが、通常は自費購入となりますが、そんなに高いものではありません。

血圧と血糖値は低いほどよいとされている点、六〇歳以上では血糖値を上げるうえで主役を演じている炭水化物の摂取は控えめにしたほうがよいとされている点から、健常者であっても、自己血糖測定器を購入して、ときどき血糖値を測定することをお勧めします。

糖尿病対策は、以下の六大指針に従って行われるべきです。

①境界型糖尿病から糖尿病への推移を阻止する

②糖尿病治療の中断を防ぐ
③網膜症、腎症、神経症、脳梗塞、心筋梗塞などの血管性合併症、血管性続発症を抑制する
④糖尿病によるアルツハイマー病の発病を防ぐ
⑤糖尿病→骨粗しょう症→骨折のルートを遮断する
⑥発がんの抑制と早期発見に努める

このうち、⑤の骨粗しょう症については、注意と理解が不十分であることが多いので肝要です。医学の検査のうちで、年相応の数値平均と比較するのでは不十分なものが二つあり、それが骨密度と認知機能です。ともに年相応の低下がある場合には、生活上の障害を伴うからです。骨密度は簡便に手や足で測る方法ではなく、CTで背骨と大腿骨の少なくとも二ヵ所で測ります。骨蜜度は若い人の平均（YAM）の八〇％以上あることが必要で、七〇％台に低下していると軽度骨粗しょう症の状態ですので、運動療法、食事療法、サプリメントとしてビタミンD、大豆の成分のイソフラボンを補ったりして、経過を観察します。さらに七〇％を割ったら、処方薬を服用します。骨に対して女性ホルモンのエストロゲン様作用を持つ薬（第8章でお話しする選択的エストロゲン受容体修飾物質の一種）であるラロキシフェン塩酸塩（商品名：エビスタ）や、活性型ビタミンD3製剤、ビスホスホネート製剤などが

表7－3　糖尿病の患者がしてはいけないこと

(1)	運動療法、食事療法を行わないまま、糖尿病薬を内服すること
(2)	喫煙
(3)	飲酒
(4)	朝食抜き
(5)	間食（ただし、牛乳、果実は食後でなく、食間に、または夜食として摂取する）

使われます。大豆のイソフラボンには天然の選択的エストロゲン受容体修飾物質としての作用があります。

⑥については、糖尿病が進行してインスリン自己注射をしている場合には、とくに要注意です。インスリンには、先にお話ししたように、基本的に細胞増殖作用があるからです。

糖尿病の人がしてはいけないこと

糖尿病治療において一番大切なことは、運動療法と食事療法です。反対に、次のことは糖尿病の人がしてはいけないことに挙げられます（表7－3）。

❶運動療法と食事療法を行わないまま、糖尿病薬を内服すること

これは糖尿病の人がしてはいけないことの第一番です。運動療法、食事療法をしないまま薬を服用すると、薬の効果が減弱するからです。

❷喫煙

❸飲酒

服薬を必要とする糖尿病の人はとくに、飲酒は禁忌です。喫煙・飲酒がなぜ悪いのかについては、のちほどあらためてお話しします。

❹朝食抜き

ブドウ糖消費の多い脳の健康のためにも、朝食抜きはよくありません。脳はエネルギー消費の高い、大飯食らいです。睡眠中に多くのブドウ糖を使い、肝臓のグリコーゲン蓄積も残りわずかです。胃は空腹感を感じていなくても、脳はお腹がすいた異常な状態なのです。最近の研究では、朝食を抜くと脳出血のリスクを高めることも指摘されています。

❺間食

やむをえず間食をするなら果実や牛乳、チーズ、カシューナッツなどを摂ります。とくにカシューナッツは、のちほど述べるGI（ジーアイ）指標が低いので血糖値が上がりにくく、食物繊維に富んでいるので糖尿病の人の間食として好適です。また、三時のコーヒーには砂糖を入れます。人工甘味料ではないものをお勧めします。午後の食間に砂糖をとると、脳の活性化に役立ち、注意力が上昇して仕事の能率がよくなり、交通事故を減らす効果もあります。なお、高齢者のドライブによる事故を少なくするためには、水分を十分にとることが肝要です。高齢者は脱水状態になりやすく、そのため注意障害を起こすことがあるからです。

糖尿病の運動療法

糖尿病の予防・治療のための運動療法として適当なのは、早歩き、ラジオ体操、サイクリング、ダンス、水中歩行などの有酸素運動です。自転車エルゴメーター（エアロバイク）や、ルームランナーなどのトレッドミルもお勧めです。反対に、重量挙げ、短距離走などの無酸素運動は適当とはいえません。

早歩きは少し脈が速くなる程度、少しつらいと感じる程度とし、それ以上はペースを上げません。根拠はホルミーシス仮説にあります。生体に一定程度のストレスが加わることにより、次のストレスへの応答性が改善するとする説です。つまり、一時的な軽いストレスが、全体としてよい結果を生むという考え方です。

食後三〇分ほど経ってから歩行開始すると、血糖値を下げる効果が大きくなります。三〇分から一時間程度の歩行を続け、少なくとも一・六km（一マイル）を歩くようにします。つねに一定の速度で歩くのではなく、速度を変えながら歩くと消費カロリーを大きくすることができます。アメリカのオハイオ州立大学のスリニバサン教授は、バックパックを背負って歩く、足に重い靴などの負荷をつけて歩く、しばらく歩いたあとに立ち止まってみる、曲がりくねった道を歩く、などを勧めています。ただし、足腰や関節に過度の負担がかからないよう注意は必要です。

ところで、アメリカのアルバート・アインシュタイン医科大学医学部の研究では、ダンスは他のいかなる運動よりもアルツハイマー病の予防に効果的であるとされています。体を動かすと同時に、グループやパートナーとの間で社交性を高められること、新しいステップを学ぶことが知的刺激になることなどが利点として挙げられています。

一方で、プロフェッショナルなスポーツ選手のような、過剰で過激な運動は、有害な活性酸素の産生を高め、老化を促進します。重量挙げ、一〇〇メートル疾走などの無酸素運動は、筋肉量の減少（サルコペニア）への対策としては一定の効果がありますが、糖尿病対策としては適切ではなく、むしろ逆効果になることもあります。ただ、有酸素運動と無酸素運動の中間ともいうべき混合運動のバスケットボール、テニス、水泳、ジョギング、ハイキング、階段昇降などは、やり方によっては最適な運動になります。

運動は一週間の合計が最低二時間程度の、中等度のものが勧められており、四時間行えば、さらに効果的とされています。

日常生活でこまめに体を動かすことも必要です。高齢者はとくに、座っている時間を少なくするように努めます。「年寄りはテレビを立ってみよ」「お年寄りに席を譲らないようにしましょう」という言い方もあるほどです。男性は、家事を手助けするように心がけます。掃除機かけ、皿洗い、庭仕事も効果があります。

以下に、運動療法の効果をまとめておきます。

①脳が活性化され、脳神経の機能が活発に、思考が円滑になり、敏捷さ、協調性が高まる。

②血糖値を下げ、アルツハイマー病のリスクが低下する。運動をしている筋肉は血中のブドウ糖を取り込み、エネルギー源として消費するので、血糖値がその場で下がる。

③インスリンの働きが筋肉組織で高められ、インスリンの節約、インスリン抵抗性の減弱につながり、糖質の利用がスムーズになる。

④心肺機能を上昇させ、血管の老化を防ぐ。

⑤適度な運動後の爽快感と軽い疲労感が心身をリフレッシュさせ、ストレスを軽減する。

⑥筋力、体力を維持、増進し、加齢による衰えを少なくする。高齢者におけるサルコペニ

ア（加齢による全身性の骨格筋量の減少と骨格筋力の低下）は、近年の老年医学の中心的課題の一つですが、認知機能の低下にも拍車をかけることが明らかにされています。

糖尿病の食事療法

食事療法では、朝食をしっかりと摂って、夕食を控えめにします。朝食では必ず卵、チーズ、魚肉などの良質のタンパク質を摂るようにします。

摂取カロリー量は日常の運動量によって異なりますが、中等度の身体活動度の人は一日あたり、体重一kgごとに三〇～三五キロカロリーです。〝七つ道具〟の一つである糖尿病食品交換表を活用し、食事・運動ともに八〇キロカロリーを一単位として、運動による消費量から食事摂取量を計算します。

また、GI（ジーアイ）指標が低めの食物を摂るように心がけます。口にしたあとで、血糖値が最も上がりやすい食物はブドウ糖です。ブドウ糖摂取後の血糖値の上がりやすさを一〇〇とした場合、どれほど血糖値が上がるかを各食品について表したものがGI指標です（表7－4）。GIとはGlycemic Indexの略です。この表は糖尿病者にとってはもちろんのこと、健常者にとっても必携のものです。GI値が七〇以上の食物は、摂ることを控えめに

表7－4　各食品のGI指標

分類	GI値	例
低GI	55以下	グレープフルーツ、リンゴ、ナシなどの果物、豆（黒豆、インゲン豆、レンズマメ、ピーナッツ、ヒヨコマメなど）、種子類（ヒマワリ、亜麻、カボチャ、ゴマなど）、クルミ、カシューなどのナッツ類、全粒穀類（デュラムセモリナのパスタ、小麦、キビ、オーツ麦、ライ麦、玄米、大麦）、野菜、甘い果物（桃、イチゴ、マンゴーなど）、きのこ、豆乳　など
中GI	56～69	ピタパン、茹でたジャガイモ、ブドウジュース、レーズン、プルーン、クランベリージュース、アイスクリーム、マンゴー、レーズン、パパイヤ、バナナ、サツマイモ　など
高GI	70以上	ブドウ糖、高果糖コーンシロップ、小麦胚乳のみのパン、フランスパン、精製白米、コーンフレーク、朝食用シリアル、スイカ、デーツ　など

します。とくに精製白米、パン、うどん、パスタなどの主食を少なめにします。

さらに食事療法において大切なのは、一食ごとの炭水化物の摂取量を計算するカーボカウントという方法です。血糖値を上げるのは炭水化物であり、カロリーではないからです。炭水化物は炭素、水素、酸素の三元素よりなり、単糖類、またはこれを構成単位とする有機化合物の総称です。炭水化物を多く含む食物には、穀類、麺類、イモ類、ニンジンやレンコンなどの根菜類、菓子類、甘味類、くだものなどがあります。

例として、和朝食の場合、一二〇gの茶碗米飯で炭水化物はおよそ四五g、焼き魚、卵はほとんどなし、味噌汁一杯八g、小松菜のおひたし三gです。洋朝食では、食パン六枚切りの一枚は炭水化物三〇g、牛乳（二〇〇㎖）は三〇gです。

一食ごとの炭水化物の摂取量は、男性は六〇g程度、女性は四五g程度が理想とされています。年齢を重ねるにつれて主食類の摂取を減らすことが肝要で、できるだけ玄米食を摂るようにします。ただし白米も、おかゆにすればGI値を八八から五七に下げることができます。

素材を生かし、蒸す、焼く、煮るだけの簡単な調理をしたものを摂るように心がけ、揚げ物は控えめにします。味つけはハーブや香辛料をなるべく用いるようにします。

パスタはトマト・ソースのものを選びます。お弁当の白米は、電子レンジで加熱することなく、冷えたまま摂るようにします。冷飯の状態ではレジスタントスターチが多くなるからです。レジスタントスターチとは、大腸に届くデンプンや、デンプン分解物の総称で、小腸まででは消化されにくく、食物繊維の作用を持った物質です。だから、冷えたご飯には整腸作用があるのです。

糖尿病の人には加齢によってサルコペニアがしばしばみられることは、さきにお話ししました。筋力低下、筋肉量の減少に対しては、筋肉をつくるのに役立つ良質のタンパク質を積極的に摂るべきです。動物性タンパク質の中のアミノ酸は、筋肉の材料になります。高齢者は動物性タンパク質の摂取が少なくなる傾向にありますが、糖尿病の人はこの点にも留意して、バランスのよい食生活を心がけなくてはなりません。

食物を摂る順序も大切です。はじめに野菜などの食物繊維を摂ったあとで、炭水化物を二〜三口ほど摂るようにします。炭水化物には食欲を抑える作用があるからです。会席料理などで、タンパク質や脂肪から摂りはじめると、自分でも驚くほど食べられるということは経験があるかと思います。

そのほか、細かい習慣づけも有効です。スーパーマーケットには食後に行き、空腹時には行かないようにすることがお勧めです。もちろん、おやつなどを、つい買ってしまわないようにするためです。また、バイキング料理を避ける、食べ残すことを気にしない、グラスは背が高く底の小さなものを使う、小さめの皿に食べ物を盛る、ダイニングのカーテンや壁などをブルーにする、などがあります。

そして、食事にあたっては、時間をかけて、十分に力強く噛むことが大切です、よく噛むことによって、海馬の血流がよくなるからです。

食事療法の基本は「地中海式ダイエット」

糖尿病、そしてアルツハイマー病の対策のための食事としては、いわゆる「地中海式ダイエット」が適しています。これは一九六〇年代初期に、ギリシャのクレタ島や南イタリアで摂られていた伝統的な食事のことです。地中海式ダイエットの命名者アンセル・キーズの疫学的研究の結果から、これらの地域は、アメリカ、ヨーロッパの他地域に比べて、平均余命が最も高いことがわかったのです。その食事の内容は、おもに以下のとおりです。

(1) 野菜、果物、穀物などの植物性の食品を豊富に摂る

(2) 脂肪源としてオリーブ油のような不飽和脂肪酸を摂るよう心がける。チーズやヨーグルトなどの低脂肪の乳製品を日常的に摂る

オリーブ油は毎日の食事にたくさん取り入れても、他の油脂に比べ、太ることがありません。オリーブ油の中のオレイン酸はインスリン反応性を高めます。しかもオリーブ油は抗酸化物質を豊富に含んでおり、酸化されにくいため、動脈硬化の原因の一つとされる過酸化脂

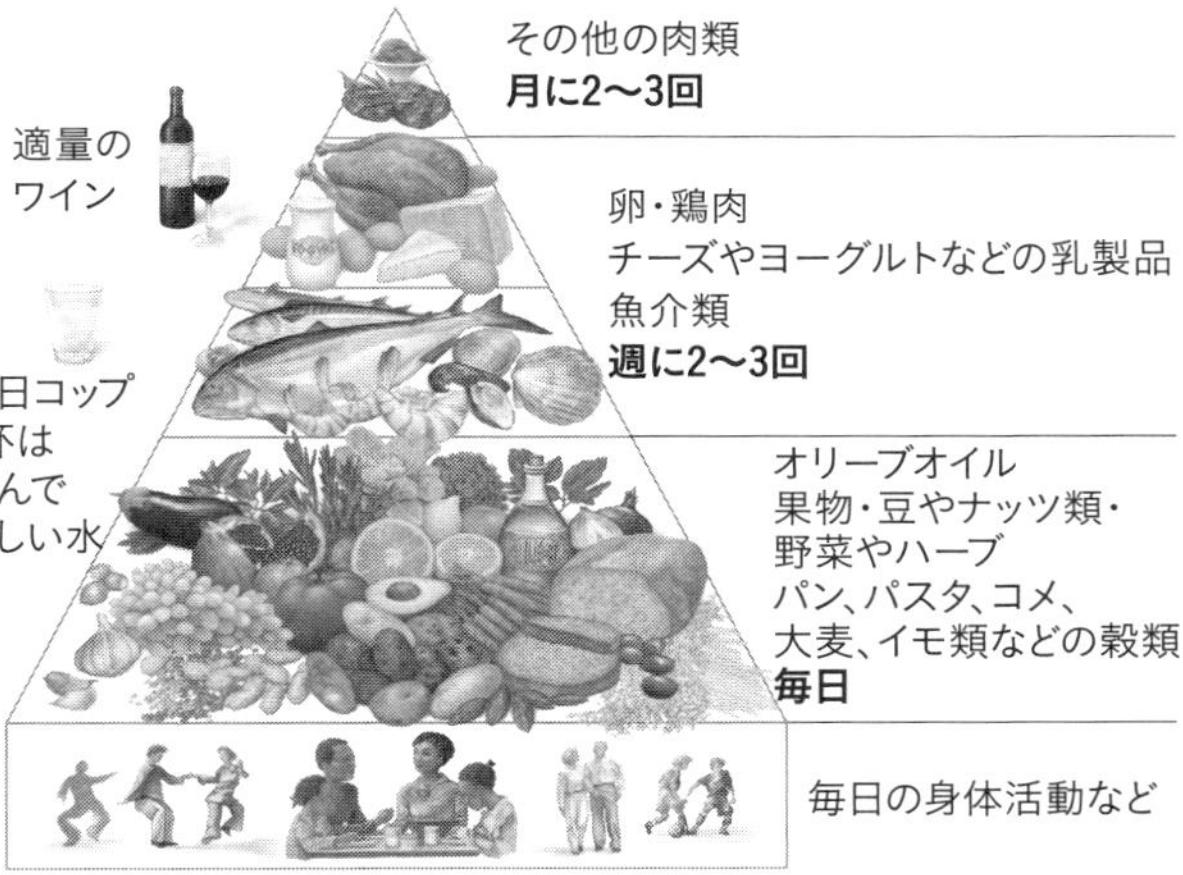

図7－1　地中海式ダイエット

質の生成を抑制する効果もあります。

（3）魚介類を摂るように心がける

（4）獣肉の摂取を少量にとどめる

ＷＨＯが中心となって、健康食について の調査、研究が行われてきた結果、地中海式ダイエットのピラミッドがつくられました（図7－1）。食品グループがいくつかの群に分けられ、どのグループの食品はどの程度の量を、どれほどの頻度で摂るべきかを、最下層から頂上までピラミッドの形に積み重ねて理解しやすくしたものです。このピラミッドでは、下にある食品ほど重要性が高く、上にある食品ほど摂取を控えめにします。

ただし、適量のワイン飲用を可としてい

る点は、著者としては賛同できませんが……（理由はあとでお話しします）。

以上が、糖尿病対策としての運動療法と食事療法ですが、これらはそのまま、アルツハイマー病対策としてもあてはまるのです。

次に、もう少しアルツハイマー病に特化してみた予防と対策を考えていきます。

禁煙はアルツハイマー病予防に必須

禁煙は、がんや動脈硬化症にならないために必要なだけでなく、アルツハイマー病の予防のうえでも必須です。体内の女性ホルモンのエストロゲンは、男女を通して、脳の中で記憶の促進に重要な役割をしていることは第3章でお話ししましたが、ニコチンはエストロゲンが細胞に働くのを遺伝子のレベルで強く抑えることが、私たちの研究でわかっています。

老化とは〝いろいろな要因で遺伝子が傷つき、その修復が完全に行われない結果の積み重ね〟と定義されていますが、喫煙は確実に遺伝子を傷つけ、老化を促進し、アルツハイマー病の危険因子となります。喫煙によって、米粒大から小豆大のラクナ脳梗塞が多発することも、アルツハイマー病の発症に一役買っています。多発したラクナ脳梗塞は脳血管性認知症の原因となりますが、これを含めてさまざまな形の脳血管障害は、それ自体がアルツハイマー病の重大な危険因子です。

日本のたばこ対策は、他の先進国に比して著しく遅れていますので、受動喫煙を自主的に避ける努力も欠かせません。

アルコールは〝記憶の消しゴム〟

喫煙と同様に、飲酒も、アルツハイマー病の予防・治療のうえでは大敵です。

脳科学の専門家の間では、アルコールは〝記憶の消しゴム〟といわれるほどです。アルコールが体に入ると、アセトアルデヒドという毒物ができます。体はこれを除くためにエネルギー供給を遅らせます。結果として、インスリン抵抗性、血中の中性脂肪、悪玉コレステロールの増加、血圧の上昇を起こします。

また、アルコールは、ホモシステインが栄養上重要で必須なメチオニンというアミノ酸になることを抑えるため、結果として血中のホモシステイン濃度が上昇します。ホモシステインは脳血管障害のリスクを上げるだけでなく、直接に神経毒であり、認知症を誘導します。メチオニンはメチル化といわれる現象の中で、メチル基の供給源として働きます。メチル化は成長、新陳代謝、遺伝子の表現などの調節のために欠かせない現象です。

社会的には許容範囲とされる量のアルコールも、毎日飲めば、アルツハイマー病に罹患する危険度は四倍に上昇するという結果が出ています。適度の飲酒習慣も、アルツハイマー病の予防・治療には妨げになるのです。とくに日本人はアルコール脱水素酵素の活性が欧米人に比して低いので、飲酒による健康被害に陥りやすいのです。コルンフーバー著、亀井民雄他訳『アルコール：少量飲酒習慣から健康障害が始まる』には、このあたりのことが詳しく書かれており、参考になります。飲酒習慣のある人には一読をお勧めします。

ほかにも、アセトアルデヒドは、カテコールアミンとコルチゾール（副腎皮質で産生されるステロイドホルモンの一つで、おもにストレスと低血糖に反応して分泌されます）の分泌を増加させ、結果として血圧上昇を招くだけでなく、肥満を起こします。初老期以降の軽度肥満者にはアルコール常用者が多いという事実があります。コルチゾールが内臓脂肪を増加させるのです。アルコールによる肥満、高インスリン血症は、糖尿病の発症に繋がるのみでなく、腎臓からのナトリウムの再吸収を促し、これがまた血圧を上昇させます。こうして脳血管障害が起こりやすくなり、さらにアルツハイマー病へのリスクを高めるのです。

現在、喫煙による健康被害については、ようやく一般的常識として定着してきた感がありますが、喫煙と同様に危険な飲酒の健康被害についても、根本的に考え直さなければならない状況になっています。参考までに、酒をまったく飲まないモルモン教の社会ではがん、循環器疾患による死亡率は平均的な死亡率の半分、またはそれ以下だそうです。

第3章で、五〇歳以降の同じ年齢どうしでは、体内の女性ホルモンの量は女性よりも男性のほうが多い、という話をしました。女性ホルモンは記憶を促進し、アルツハイマー病、高血圧、脂質異常症、動脈硬化に対して抑止効果を持っています。なのに、なぜ一般的には女性のほうが長命なのか、という問いに対しても、前出のコルンフーバーの著書は明確に答えています。中高年の男性が心筋梗塞、脳血管障害、がん、肝硬変などの病気に罹りやすいのは、飲酒と喫煙の影響が大きいというのです。アルコールがたばこと並ぶ発がん物質であることは、意外に広く知られていません。

前立腺がんがアルコール常飲者に多いことは、教科書的な事実です。女性の乳がんの発症も、アルコール飲用量と関係のあることが指摘されています。他の多くのがんについても大同小異です。前立腺がんや乳がんに罹患すると、これらのがんは性ホルモン依存性が強いので、抗ホルモン療法が行われます。これが直接にアルツハイマー病の発症にも関係します。アルコールの代謝産物のアセトアルデヒドは、体内でタンパク質と結合して酵素を破壊し、フリーラジカルの発生源となります。アルコールは直接遺伝子を傷つけるのです。さらに肝臓の解毒作用を阻害し、免疫能を低下させます。これらのことが、発がんや脳血管障害に、さらにアルツハイマー病の発症に繋がっていくのです。

アルコール消費量の多い旧ソ連や現在のロシア、そしてワイン愛好家の多いフランス、オーストリア、イタリア、スペインでは、男性の寿命はいっそう短く、アルコール消費量の少ないスウェーデン、ノルウェーでは長命です。〝赤ワインがポリフェノールを含むので、脂質異常の是正に役立ち、健康によい〟とよくいわれますが、これは誤りです。たしかにポリフェノールは有用ですが、何もワインから摂る必要はなく、むしろ有害作用のほうが大きいのです。ポリフェノールに関しては、昔ながらの和食のほうが多く含まれていることが知られています。

例外的に、糖尿病の人に少量の飲酒を許可できるのは、次の六つの条件をすべて満たしている場合に限られます。

①血糖コントロールが長期にわたって良好
②肥満がない
③糖尿病の薬を使っていない
④糖尿病からくる合併症がまったくない

⑤肝臓や膵臓に関する異常な検査データや病気が存在しない
⑥心臓や脳に関する、動脈硬化に由来する異常な検査データや病気が存在しない
しかし繰り返しますが、少量の飲酒習慣も毎日続ければ、重大な健康被害に繋がることを指摘しておきたいと思います。

睡眠不足はインスリンの作用を低下させる

以下は、アルツハイマー病を防ぐそのほかの要因についてみていきます。

人でもゴキブリでも、生き物はすべて眠ります。しかしながら、睡眠中も脳の神経細胞は活動を続け、いろいろな役割をしています。睡眠の機能は多様です。休息するという意味のほかに、記憶と学習、免疫系の働きの促進、ホルモンバランスの調整、精神の健康の維持、脳からの有害物質の除去などが含まれます。なかでも、アルツハイマー病との関連で重要なのは記憶です。一晩の睡眠時間を四時間に制限した状態を五日間続けると、インスリンの作用が四〇%低下し、強いインスリン抵抗性の上昇がみられるようになるのです。

すでにお話ししたように、このことは直接的にアルツハイマー病の原因と繋がっています。睡眠は記憶を固定するとともに、よけいな記憶を取り除き、有用な記憶を長続きするよ

うにさせます。したがって、学習後に睡眠をとることによって新しい記憶を定着させ、強化することができるのです。また、往年の映画の名場面を観て感動の坩堝《るつぼ》にはまったようなとき、そのあとで睡眠をとることによってその場面のみが確固とした記憶として残り、誰と一緒に映画館に行ったか、などは忘れてしまうことは、ままあります。実はこれも記憶が強化された例といえます。昼寝も記憶の整理に役立つことがわかっています。

睡眠が不足すると、自分にとって快い出来事よりも、悪い出来事のほうが強く記憶に残り、うつ病にもなりやすくなります。

睡眠と脳内のアミロイドβタンパクの沈着との間には深い関係があることも、アメリカのホルツマンによって明らかにされています。実験的に睡眠を妨げると、脳内にアミロイドβタンパクが沈着しますが、睡眠と覚醒のリズムを適当に保つことでアミロイドβタンパクの沈着を防ぎ、アルツハイマー病の発病を予防できるというのです。

しかし、だからといって、広く使われているベンゾジアゼピン系の睡眠薬や精神安定薬は服用しないことです。これらの薬には、脳に直接作用し、依存性を起こす、物忘れを強くする、転倒しやすくなる、などの副作用があります。依存的になると、睡眠薬を生涯服用しつづけることにもなりかねません。睡眠薬をどうしても必要とする場合には、メラトニン系の薬であるラメルテオン（商品名：ロゼレム）を使います。高齢者が不眠になりやすいのは、メラトニンという体内のホルモンが加齢とともに減少するからです。それを補うのは、自然な治療です。加えてメラトニンには保険薬であるという意味もあります。

メラトニンそのものを服用することには問題はなく、アメリカでは市販薬としてドラッグストアで容易に購入することができますが、日本では処方調剤もできません。

実験でわかった性ホルモンの有用性

性ホルモンが脳を活性化することは、よく知られています。女性ホルモンの一つであるエストロゲンは、卵胞、黄体、胎盤や副腎皮質、精巣などで産生されます。エストロゲンには、エストロン、エストラジオール、エストリオールの三種類があり、その作用はエストラジオールが一番強く、おもに卵胞から分泌されます。男性ホルモンの代表とされるテストステロンは、もともと精巣で最も多くつくられ、分泌されますが、卵巣でエストラジオールがつくられる過程でも、テストステロンを経由します。

すでにお話ししたように、エストロゲンは脳に有利な神経保護作用を発揮することから、女性のホルモン補充療法はアルツハイマー病の発病を予防します。

天然のエストロゲン受容体修飾物質、あるいはデザイナーエストロゲンとして知られている大豆の成分のイソフラボンは、脳や骨に対しては一部、エストロゲン様作用があります。一方で、生殖器、乳房に対する作用はありません。

私たちは実験で、雌のラットの卵巣を摘出し、その後、以下の四つの群に分けて四週間飼育しました。①大豆性エストロゲン（イソフラボン）を含まない一般の食餌を与えたラット群。②一般の食餌に大豆性エストロゲン四〇〇ppmを加えた食餌を与えたラット群。③一般の食餌に大豆性エストロゲン一五〇ppmを加えた食餌を与えたラット群。④一般の食餌を与えつつエストロゲンを四週間連続で投与したラット群。これらの四群のラットについて、第6章でも出てきた八方向放射状迷路を使ってラットの認知機能を調べました。

さらに、これらのラットの大脳皮質、海馬について、記憶と関係の深いインスリン様成長因子－1（IGF－1）の脳内でのできぐあい調べるとともに、エストロゲンの働き方を、遺伝子への結合活性をみることによって測定しました。また、これらのラットの認知機能についても、八方向放射状迷路を使って調べました。

このテストでは、放射状に設置された八本の走路の先端に、報酬としての餌が置いてあります。プラットホームに置かれたラットが、すでに餌を獲得した走路に入ることなく、すべての餌をいかに効率よく獲得するように走路を選択するかが測定されます（図7－2）。空間認知機能を計測するための代表的な実験方法の一つです。

実験の結果、空間認知機能については、大豆性エストロゲン四〇〇ppmの食餌を与えられたラット群が、一般食餌を与えられた群、一五〇ppmの大豆性エストロゲンを与えられた群を抜いて優れており、エストロゲンを連続投与した群よりは、やや劣っているという結果でした。IGF－1の発現、エストロゲンの遺伝子を通しての作用については、大豆性エストロゲン四〇〇ppmの食餌を与えられた群は、エストロゲンを連続投与した群と同等であることがわかりました。

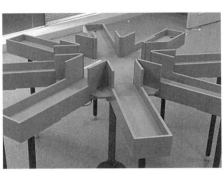

図7－2　八方向放射状迷路

私たちの実験によって、イソフラボンがラットの認知機能を高めるだけでなく、生化学的にも脳内でエストロゲンと似た作用を発揮することが証明されました。閉経後一〇年以上を経た、ホルモン補充療法の対象とはなりにくい女性がサプリメントとしてイソフラボンを摂ることは、アルツハイマー病の予防として好適であることがわかります。

　性ホルモンは男性にとっても重要な存在です。加齢による男性ホルモンの減少は、生活気力、行動力の低下、筋肉量の減少（サルコペニア）、性機能減退、頻尿、抑うつ傾向などに繋がります。前にお話ししましたが、テストステロンは体の中でエストロゲンに変わって脳に働いて記憶を支えています。したがってテストステロンが減少し、記憶低下を起こします。前立腺がんの治療のために男性ホルモンを抑える薬の投与、すなわちアンドロゲン遮断療法（ＡＤＴ）は、一九四〇年頃から前立腺がんに対する主流的治療として認められていますが、スタンフォード大学病院、マウント・サイナイ病院の患者を対象に調査した米国立がん研究所は、この療法を受けた患者は、受けていない患者に比べて、約三年間の経過観察中にアルツハイマー病と診断されるリスクが八八％も高かったと報告しています。またアンドロゲン遮断療法を一二ヵ月間以上受けていた患者では、リスクが二倍以上となることがわかりました。

　アンドロゲンには血中のアミロイドβタンパクを抑える作用があるともいわれています。アンドロゲンを遮断することによって、気力低下やサルコペニア（筋肉量減少）が起こり、これも、アルツハイマー病のリスクを高めます。前立腺がんは日本で非常な勢いで患者が増加しつつある病気ですが、アルツハイマー病予防の観点からは、過剰なアンドロゲン遮断療法を受けることには注意が肝要です。また、逆の立場でいえば、男性に対するホルモン補充療法も、時に有用です。

活性酸素対策も必要

生体内で酸素を利用する過程の中で、必然的に副産物として、有害なフリーラジカルや活性酸素が生成されます。フリーラジカルとは「自由で過激な分子」という意味で、対になっている電子を持っていないので、他から電子を奪い取って対になろうとしている分子のことです。活性酸素と同じ意味で使われることがありますが、両者は同義語ではありません。活性酸素には、ヒドロキシラジカル、スーパーオキシドアニオン、過酸化水素、一重項酸素の四つがありますが、後ろの二者はフリーラジカルではありません。

生体は、活性酸素を消すための防御機構を持っていますが、活性酸素が過剰に生成され、あるいは、あってはならない場所で生成されると、生成と消去のバランスが崩れ、老化を促進し、アルツハイマー病を含めて、多くの生活習慣病を引き起こします。活性酸素による健康阻害を少なくするためには、過食を避け、適当なカロリー制限をする、過激・過剰な運動、過疲労を避ける、ストレス対策などが必要です。ビタミンC、αリポ酸、アスタキサンチン、コエンザイムQなどの抗酸化作用のあるサプリメントを適度に摂取することも、一つの方法です。サプリメントとしてのブルーベリーにも、アルツハイマー病の発症を抑止する効果があることが、最近認められています。

脂質異常とインスリン抵抗性の測り方

高血圧症、脂質異常症（高いLDLコレステロールと中性脂肪）、全身的な糖尿病がある場合には、それぞれに対する厳重な管理が必要です。この三つの病態は、一個体に同時に存在することが多い点でも要注意です。

血圧については、ホーム血圧の管理が大切なことを第4章でお話ししましたので、あとの二つについて、測定法などを紹介します。

脂質異常症の診断では、総コレステロールの高値は問題にする必要はありません。いわゆる、悪玉コレステロール（LDLコレステロール）や中性脂肪の値が大切です。中性脂肪とアルコール性飲料の常用が深い関係にあることは先にお話ししました。LDLコレステロールの測定は、検査に用いる界面活性剤の関係で、施設間で数値の差異が大きいことから、フ

リードワルドの式といわれる、

LDLコレステロール＝総コレステロール－HDLコレステロール－中性脂肪／5

から計算して求めたほうが正確であることがわかっています。基準値は一四〇mg／dℓを超さないことが目安です。ただし、中性脂肪の値が四〇〇mg／dℓを超している場合には当てはまりません。

ところで、古い医学ではコレステロールの高値の人は鶏卵の摂取を控えるべきとされた時代がありました。しかし、今日ではこの考えは誤りで、鶏卵の摂取と血中のコレステロール値とは関係がないというのが定説です。血中の中性脂肪が高い場合の食事療法についても従来の考えと異なってきており、まずは糖質の過剰摂取を控えることのほうが重要です。

全身的な糖尿病がある場合には、血糖コントロールを厳格にして血中インスリン値を監視することは言うまでもありませんが、糖尿病がない場合でもアルツハイマー病の予防のためには、インスリン抵抗性の値に注意を向ける必要があります。繰り返しますが、アルツハイマー病の基本的原因は、脳内でのインスリン抵抗性の上昇にあるからです。

百歳長寿者はおしなべてインスリン抵抗性が低く、空腹時の血中インスリン値が基準値の中でも低いほうの人たちであることがわかっており、空腹時インスリン値は長寿のマーカーとされています。一般に、検査数値のうえで糖尿病から遠い人ほど、健康で長寿であることが知られています。日常臨床で測定されることは少ないですが、まずは、かかりつけの医師にお願いして、インスリン抵抗性を定期的に測定してもらうことです。

インスリン抵抗性は、空腹時血糖値に空腹時インスリン値を掛け合わせた値を四〇五で割ることによって簡単に算出されます。一・六以下は正常、二・五以上はインスリン抵抗性の異常上昇です。この値のことをインスリン抵抗性指数といい、専門用語ではHOMA－Rとよんでいます。血中のインスリン値を患者自身が監視し、インスリン抵抗性を下げるよう生活を節制することが、アルツハイマー病の発症を防ぐための最重要課題です。

食後の血糖値が一過性に一五〇㎎／dℓを超え、その後、速やかに正常化する、グルコース・スパイクといわれる状態があります。糖尿病の診断基準から外れていることも多いため、見逃されがちですが、いま注目されています。それは、このグルコース・スパイクが動脈硬化、心筋梗塞、脳梗塞の危険因子であるのみでなく、アルツハイマー病のリスクになるからです。食後、すぐに眠気をもよおすのはグルコース・スパイクの症候の一つです。

新しいことに挑戦する

最後に、「頭の使い方」という観点からのアルツハイマー病対策について、お話ししておきたいと思います。

書籍などからの情報をインプットするだけでは、アルツハイマー病などの認知症の予防や進行の抑止にはなりません。入ってきた情報は、日記に記す、人に話す、などの行為を通してアウトプットしないかぎり、脳を活性化するという意味での効用はありません。よく認知症の予防に〝脳トレ〟を推薦する方がいますが、二〇一〇年にＢＢＣ（英国放送協会）などが八六〇〇人を対象とした研究によると、脳トレだけでは効果のないことがはっきりしています。これに対し、将棋、碁、チェスなどのボードゲームは、相手の出方によって自分の対応を決定すること、つまり、熟慮してアウトプットすることが必要になる点などから、効果があると考えられます。これらの趣味をともにする同好会などでの活動は、大いに勧められます。病気がある程度進行してからでは、意欲が低下してしまいますので、早いうちから始めることをお勧めします。

人は見方によっては日常を繰り返しながら死を待っているような存在ですが、その日常に変化をもたらすことも肝要です。そのためには、いままで行わなかったことに挑戦することです。歌や演劇などで同じパフォーマンスを何回も繰り返すような〝一筋の道〟は、ことアルツハイマー病の予防としては、効用は少ないようです。

脳の変化（可塑性）は脳トレでは起こりませんが、毎日、一定のトレーニングを継続していると、脳は変化します。ロンドンの「オースチン」ブランドの五人乗り黒塗りタクシーは、高い屋根、効率のよい収容力、小回りの利く最小回転半径、独特の外観などで世界的に有名ですが、そのドライバーも非常にユニークなことで知られています。このタクシーのドライバーになるためには、二年間の厳しい訓練が要求されます。その結果、ロンドンの不規則に交差した町並みの中で、客から住所を聞いただけで、最短の時間と走行距離で目的地に着くことができるのです。このロンドンタクシーのドライバーの海馬は一般の人よりも大きく、また就業年数が長い人ほど大きいことが知られています。この事実は、海馬が空間認知機能と深く関わっていることの証拠にもなっています。

一般的な健康法がアルツハイマー病を予防する

以上、アルツハイマー病の予防法についてお話ししてきましたが、ひとことで言えば、その内容は、一般的な健康法やアンチエイジング対策と何ら違ったことはありません。言うは易く、行うは難い面は多々ありますが、地道な日々の心がけが、中年以降の健康な生活を約束し、アルツハイマー病の予防に役立つのです。

とくに大切な点は、老化促進物質であり強力な発がん物質であるたばこを吸わないこと、のみならず、他人のたばこの煙に極力接しないことです。そして、同じく大切なのが、アルコールは神経細胞に対して直接に毒性であるという現実を理解して、節酒を心がけることです。アルコールもたばこに匹敵するほどの健康阻害物質であることを、心にとどめておいてください。

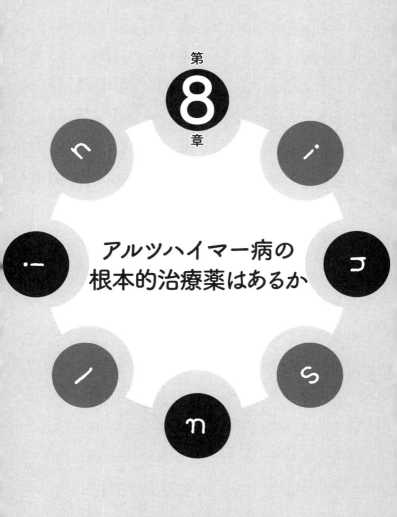

第8章

アルツハイマー病の根本的治療薬はあるか

前章でお話ししたように、アルツハイマー病に対する最も有効な治療法の一つは、運動療法です。脳を鍛えるには、運動しかないのです。それは医療としては、リハビリテーションという形での運動になります。しかし、それには二つの困難さがともないます。

一つは、認知症のリハビリテーションに対する医療健康保険は、やっと二〇一四年に認められたばかりで、一部のリハビリテーション専門病院では訓練が行われていますが、本格的には始まっていません。医療スタッフの間でもその有効性に対する認識がまだ低く、科学的根拠に基づいた訓練が広く実施される環境にはなっていないのが現状です。

もう一つは、リハビリテーションが効果を発揮するためには、患者自身のモチベーション、やる気が必要ですが、中等度以上のアルツハイマー病の患者にはそれは期待できないことです。そのため、アルツハイマー病の運動療法は現実的には、患者自身による自主トレーニングが主となっているのです。

こうした現状では、もう一つの選択肢として薬物療法を検討しないわけにはいきません。

中心的薬剤ドネペジルの限界

それでは、アルツハイマー病を治す治療薬はあるのでしょうか？　最終章ではこのことについて考え、私たちなりの結論までお話ししたいと思います。

現在、アルツハイマー病の薬剤として中心的立場にあるのはドネペジル（先発薬の商品名：アリセプト）です。ドネペジルは、アメリカのファイザー社と日本のエーザイ社の共同開発によって、アルツハイマー病の治療薬として世界で最初に認められた薬です。一九〇六年、ドイツの精神科医アロイス・アルツハイマーによってアルツハイマー病が最初に報告されてから九〇年間、この病気の治療薬はまったくありませんでした。一九八三年、エーザイの杉本八郎氏（のちに京都大学大学院薬学研究科創薬神経科学講座教授、現在は同志社大学脳科学研究科神経疾患研究センター教授）は、母上が認知症を患っていたことにも触発されて、会社側の二度にわたる反対を押し切って、アルツハイマー病治療薬の開発研究に着手しました（図8－1）。

当時はまだ、アミロイド・カスケード仮説は存在せず、アミロイドβタンパクの蓄積がアルツハイマー病の原因であるという考えは一般的にはありませんでした。一方では、一九七六年のダビエス、一九七七年のペリーらのアルツハイマー病患者の死後の脳研究で、脳内でのアセチルコリン合成酵素が減少していること、アセチルコリン性神経細胞が消失していること、患者の生前の認知機能とこれらの死後所見とが相関していることなどから、脳内のア

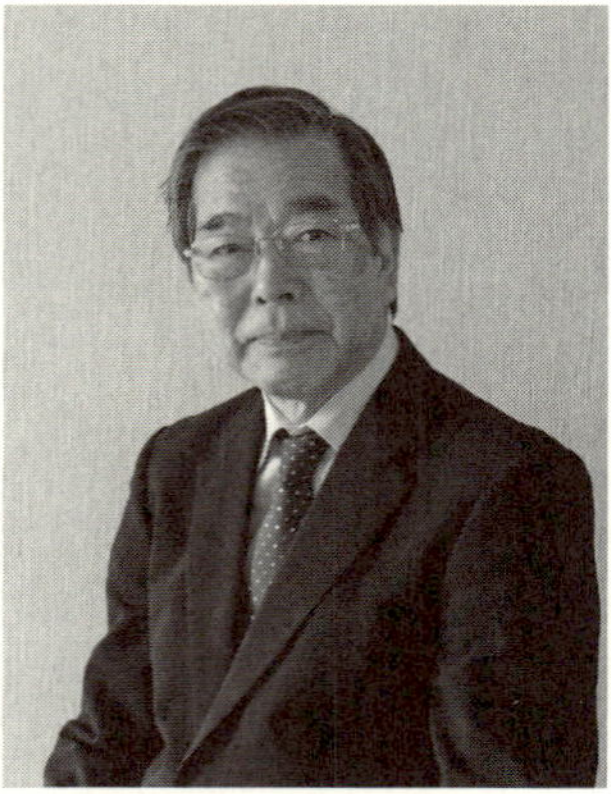

図8－1　杉本八郎氏

セチルコリンが減少することがアルツハイマー病の原因であると考えられるようになりました。世にいう「コリン仮説」です。現在の知見からみれば、アセチルコリンの減少は病変によって神経細胞が消失したことの結果にすぎなかったわけですが。

このコリン仮説を根拠として、杉本氏らの創薬への研究が始まります。

当時、エーザイの筑波研究所では、夕方五時に退出するのは早退扱いであったといいます。杉本氏によれば、深夜まで残業をするのは日常的なことであり、〝エーザイ不夜城〟という伝説がこの頃に生まれたといいます。

そして五年後、七〇〇の合成品の中からアセチルコリン分解酵素の阻害剤として最強の作用を持つものとして、ついにドネペジルが作成されたのです。

アルツハイマー治療の新薬としてドネペジルは、日本では一九八九年に、アメリカでは一九九一年に臨床治験が開始され、一九九六年に最初にアメリカで認可されました。申請から承認までわずか八ヵ月という異例の早さでした。一九九八年、杉本氏はドネペジル開発の功績により創薬界での最高の賞といわれるイギリスのガリアン賞特別賞を受賞しました。

しかし、アミロイド・カスケード仮説が事実として確認されると、コリン仮説は衰退しました。結果として、ドネペジルは、記憶と関係の深いアセチルコリンが減っているから、アセチルコリンを分解する酵素の作用を抑えて、これを増やすことを主眼とする対症療法でしかないということになりました。物忘れに対して一定の効き目はあるものの、アルツハイマー病の原因に直接に働くものでもなければ、病気の自然進行に大きな影響を持つものでもありません。一部の研究では、ドネペジルはインスリン様成長因子－１（ＩＧＦ－１）といわれる記憶と関係の深い物質の産生を促すというオフ・ターゲット（標的外）の作用も報告されていますが、追試、確認はされていません。

ドネペジルのあとに開発された薬として、同じようにアセチルコリン分解酵素を抑えて脳内のアセチルコリンを増やす薬とされるガランタミン（商品名：レミニール）、リバスチグミン（商品名：イクセロン、リバスタッチ、ともに貼付薬）があります。

また、ドネペジルによる効果が不十分であると医師が考えた場合に、中等度以上のアルツハイマー病に対して単独に、あるいはしばしばドネペジルに上乗せして使われる薬にメマンチン（商品名：メマリー）があります。アミノ酸の一種のグルタミン酸は、脳の中では興奮性の物質として記憶・学習に役立っていますが、病的な脳ではしばしば逆に興奮性の細胞毒として働きます。メマンチンは、このグルタミン酸が神経細胞表面のグルタミン酸受容体に働くことを抑え、その毒性を緩和するものです。この薬もまた、対症療法の域を出ません。さらに、めまいや眠気などの副作用を伴い、最近では横紋筋融解の副作用もあることが指摘されています。

以上が、日本でアルツハイマー病の薬として認可、販売されているもののすべてです。では、これらの薬や、現在開発中の薬に期待をよせることはできるのでしょうか？　結論からいえば、残念ながら難しいと言わざるをえません。

開発中の薬も効果は限定的

現在は、アミロイド・カスケード仮説に基づいて、その経路のどこかを遮断するためのいくつかの薬の開発が進行中です。

第3章のアミロイド・カスケード仮説の説明の時にお話ししましたが、アミロイドβタンパクはアミロイドβ前駆体タンパクといわれる、より大きいタンパク質からその一部が切り取られてできます。その切り取りの役割をしているのがβセクレターゼ（ＢＡＣＥ１）、γセクレターゼという酵素なので、まずγセクレターゼの作用を抑える薬の開発が進められてきました。

しかし、アミロイド・カスケードの経路で酵素の作用を遮断しようとする試みは、酵素による生理的に必要なタンパク分解作用をも抑えてしまうことになり、免疫不全などの副作用を起こしやすいのです。開発中の薬が次々と治験中止になったのは、こうした理由からです。

γセクレターゼ阻害剤の開発が事実上行き詰まった結果、ＢＡＣＥ１阻害剤の開発の時代がきます。現在、エーザイがＢＡＣＥ１阻害剤として、Ｅ２６０９の開発を進めており、第三相治験の段階にありますが、その成り行きが注目されます。ただし、アミロイドβタンパクがすでに蓄積してからでは、これらの薬を使用しても効用は少ないようです。効果を期待するにはＰＥＴによる画像診断で、アミロイドβタンパクの蓄積を見いだすことによる発病前の服薬が必要とも考えられています。

もう一つ、開発中といわれ続けてきたワクチン療法は、アミロイドβタンパクの蓄積は減らすものの、症状緩和の効果は少なく、アルツハイマー病の進行に影響を与えるという確証に乏しいのが現状です。初期の段階では、アミロイドβ42を注射して体内に抗体をつくる治験が、軽度から中等度のアルツハイマー病患者を対象として行われましたが、髄膜脳炎の副作用のために中止となりました。ワクチン療法の治験はいくつかの試みで中止されており、やはりアミロイドβタンパクの蓄積が起こってからでは、病理学的進行を抑える力にはなりにくいようです。

現在も、抗体を静脈注射する治療の試みは数社で行われていますが、その中でソラネズマブ（イーライリリー社）、バピヌズマブ（ファイザー社とJ&J社）、クレネズマブ（ロシュ社）は相次いで治験中止となりました。二〇一七年六月現在で治験が続いているのは、エーザイ社のＢＡＮ２４０１とアデュカヌマブ、ＢＩＩＢ０３７ですが、結果は未定です。仮にワクチン療法が有効であるとされて市場に出る日が来るとしても、その対象は軽症例に限られるであろうと予想されます。ロシュ社のガンテネルマブは、独立評価委員会で有効性が認められず、中止となりました。

先に述べたように、これらの開発途上の薬が市場に出たとして、効果を発揮するのは発病前診断による患者への投与であろうという考えが根強くあります。しかし、ＰＥＴによるアミロイドβタンパクの脳内イメージングさえ健康保険診療で認められていない日本の現状で、これらの薬剤の発病前診断による投与を、保険診療の中でどのように行えるのでしょうか？　また、たとえ、健康保険で発病前診療が認められたとしても、患者自身がまったく自覚症状のない段階で、果たして診療に応じるでしょうか？　こうした疑問がある現状では、まだまだ実用性に乏しいといわざるを得ません。

世界最初のアルツハイマー病の治療薬として認められた一九九六年のアリセプトの承認から約二〇年後の、二〇一七年の今日、それ以上の効果を期待できる薬剤はいまだに一つも市場に出ていません。このことは、従来的な考え方に基づく治療薬の開発がいかに困難かを示しています。アルツハイマー病の薬による治療は、不可能なことなのでしょうか？

経鼻インスリン吸入薬への期待

私たちの研究の結果から「アルツハイマー病とは〝脳の糖尿病〟のこと」という事実が明らかになった今日では、糖尿病の薬をアルツハイマー病の治療薬として使うことが最良と考えられます。「脳の糖尿病」の根底にあるのは、脳内でのインスリン作用の不足なので、インスリンをアルツハイマー病薬として使うことが合理的なはずです。

まず結論から述べれば、アルツハイマー病の最善の治療薬とも考えられるのは、経鼻インスリン吸入薬です。インスリンを鼻から吸入すれば、鼻静脈叢《そう》、嗅皮質を介して脳内に効率的に記憶物質として取り込まれる一方で、血糖値や血中のインスリンレベルへの影響が少ないからです。第5章でもお話ししましたが、アメリカではマンカインド社のAfrezza（アフレッツァ）が、経鼻吸入用のインスリンとして使われています。しかし、現在の日本ではまだ入手できません。

さらにアメリカでは、超速効型のインスリン製剤インスリングルリジン（商品名：アピドラ）を吸入薬にして、アルツハイマー病の治療薬として試用しています。アピドラは日本でも広く市販されているので、保険診療上の制約はあるものの、使用が可能ですが、吸入用として製剤されたものは市販されていません。現在、経口服用ができて効果が長続きするインスリンが開発中といわれています。

このように日本では残念ながら、経鼻インスリン吸入薬をアルツハイマー病薬として用いることはまだできないのです。

では、現在の日本の実情で、アルツハイマー病の治療薬として使用可能な糖尿病薬はあるのでしょうか。

糖尿病の薬には二つの種類がある

ここでまず、糖尿病薬にはどのようなものがあるのかを俯瞰してみましょう。

糖尿病では、前にもお話ししたように食事療法、運動療法によっても血糖コントロールができない状況になって初めて、薬物療法をすることになります。第7章で糖尿病では「患者自身が主治医」、つまり患者の自己管理こそが主体であるという話をしましたが、では医師の役割は何でしょうか？

それは、それぞれの患者の病態に合わせて、最も適切な薬剤を処方し、合併症の発病を未然に防ぐことです。そのためには、血中のインスリン濃度を経過観察し、それに基づいて何が適切な薬剤かを見きわめることが必要です。

糖尿病と一口にいっても、高インスリン血症から低インスリン血症まで、インスリンの動態はさまざまです。一見、血糖値がコントロールされているようでも、血中のインスリン濃度が高ければ高血圧症となり、これはアルツハイマー病に直結することになって、発がんのリスクも高まります。血糖値のみに注意を払っておけば安心というものではないのです。

糖尿病の薬には大きく分けて、二つの種類があります。①膵臓に直接作用して強制的に血糖値を下げる薬、②膵臓に直接働くのではなく、膵外作用によって血糖値を下げる薬です。
①には、スルホニル尿素（SU）剤（第二世代以降の商品名：グリミクロン、オイグルコン、ダオニール、アマリール）、速効型インスリン分泌促進薬（商品名：ファスティック、スターシス、グルファスト、シュアポスト）などがあります。
②には、肝臓をはじめ、幅広い膵外作用を持つメトフォルミン（商品名：メトグルコ、グリコラン）を代表とするビグアナイド剤、インスリン抵抗性を軽減する薬として知られているピオグリタゾン（商品名：アクトス）、小腸に働いて消化酵素の作用を阻害し糖質の消化、吸収を抑えることで食後高血糖を是正するαグルコシダーゼ阻害剤（商品名：グルコバイ、ベイスン）、二〇〇九年から二〇一〇年にかけて日本で承認・発売され、近年は広く使われているインクレチン関連薬などがあります。
①と比較して②の薬は、血糖値を下げる効果は強くありません。少し前までは①のSU剤のように、膵臓に直接働いて、強力に、そして確実に血糖値を下げる薬が糖尿病薬の第一選択とされていました。しかし、いまは違います。膵臓に直接働く薬の長期使用は、膵臓のインスリンを枯渇させて、インスリン自己注射を必要とする時期を早めるのです。また、SU剤、速効型インスリン分泌促進薬は、低血糖を起こす可能性があります。低血糖発作は一回

ごとに脳に傷跡を残すことから、繰り返すとアルツハイマー病へのリスクが高まることが知られています。低血糖は高血糖よりも危険なのです。したがって、できるかぎり間接的に血糖値を下げる薬を選ぶべきなのです。

インクレチン関連薬が第一選択

この意味で、糖尿病の治療薬として第一選択の薬は、インクレチン関連薬です。インクレチンとは、食事をすると小腸から分泌される消化管ホルモンの一種で、膵臓のβ細胞に働いて血中のブドウ糖の値が高いときだけインスリン分泌を促進し、血糖値を下げます。インクレチンには、GLP－1（グルカゴン様ペプチド－1）と、GIP（グルコース依存性インスリン分泌刺激ポリペプチド）の二種類があり、このうちGLP－1には、血糖値を上げるグルカゴンの分泌を抑える働きもあります。そのほか、胃酸の分泌、食欲中枢の抑制、肝臓での糖新生の抑制、筋肉や脂肪での糖の取り込みの促進、血管拡張、心機能の改善、抗動脈硬化など、さまざまな生理作用があります（図8－2）。近年では、こうしたGLP－1の作用に注目した、GLP－1受容体作動薬というインクレチン関連薬がつくられています。

GLP－1は、生体内ではDPP－4という酵素によって数分以内に分解されてしまうの

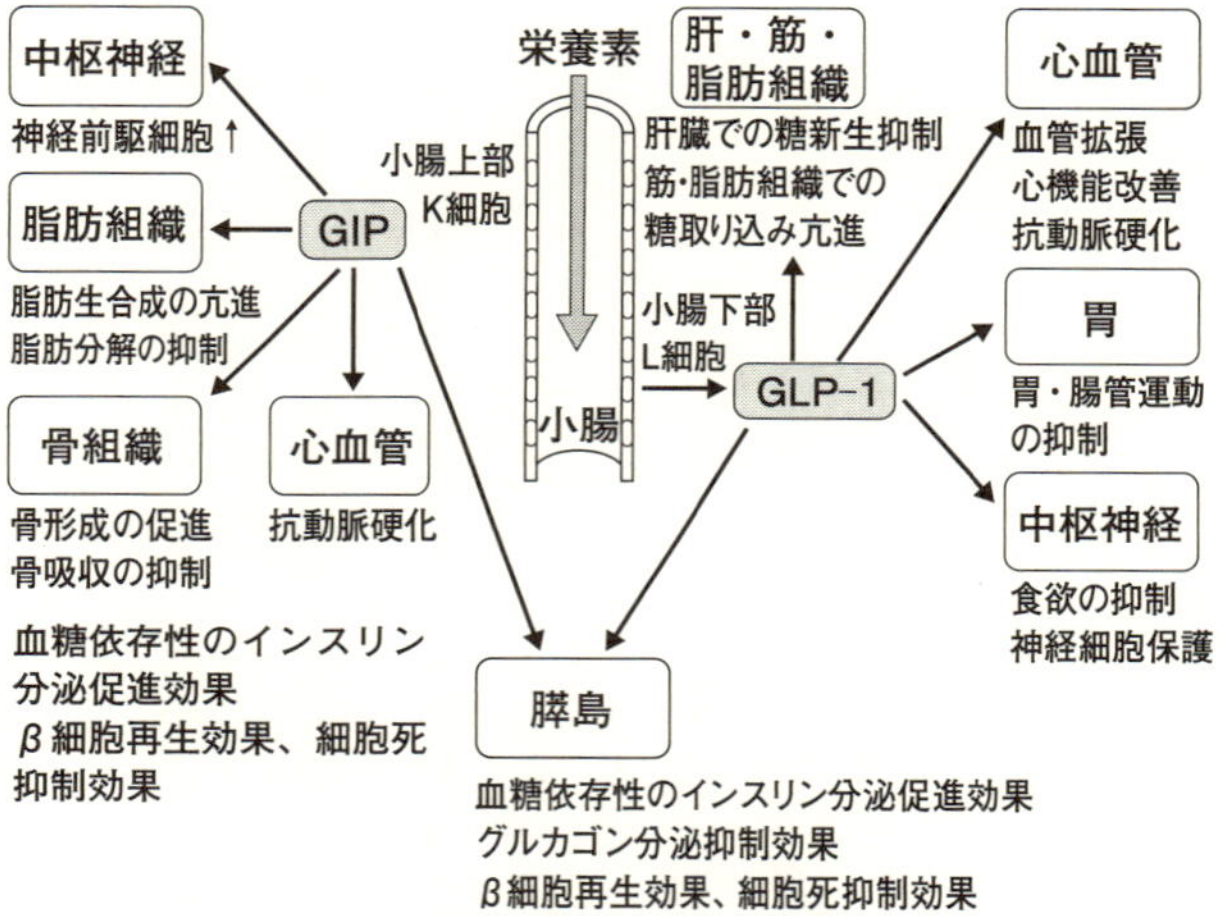

図8－2　インクレチンの多岐にわたる膵外作用
（神谷英紀の論文、Prog. Med. 2012より引用）

で、そのままでは薬になりません。そこでGLP－1と同じ作用を持っていてGLP－1受容体に結合し、DPP－4には分解されにくく長く作用するようにつくられたのがGLP－1受容体作動薬です。リラグルチド（商品名：ビクトーザ）、エキセナチド（商品名：バイエッタ、ビデュリオン）、リキシセナチド（商品名：リキスミア）、デュラグルチド（商品名：トルリシティ）などで、これらは自己注射をして服用するのが効果的です。GLP－1受容体作動薬は膵臓への作用のほかにも、さまざまな方面でよい作用があり、低血糖の副作用を起こす心配もないことから、糖尿病の薬として理想的なものと考えてよいものです。

インクレチン関連薬にはほかに、ＤＰＰ－４の作用を抑え、食事によって分泌されたインクレチンの作用が自然に長続きするようにつくられた、ＤＰＰ－４阻害剤もいくつかあります（商品名：ジャヌビア、エクア、ネシーナ、トラゼンタなど一〇種類）。これらは経口薬です。

②で挙げたメトフォルミンは、五〇年以上も前に開発された薬剤ですが、低血糖を起こすことはなく、肝臓での糖の新生を抑え、筋肉のインスリン抵抗性を下げる作用があり、アメリカで最も多く使われている糖尿病薬です。空腹時の高インスリン血症を軽減し、ＬＤＬコレステロールや中性脂肪の高値を是正することなどが認められており、境界型糖尿病の人が糖尿病へと進むのを防ぐ意味で使用を勧める医師もいます。さらに、アルツハイマー病の治療薬としての可能性が示されています。ただしインスリンを働きやすくする薬ですので、インスリンが枯渇した状態では効果がありません。

二〇一四年から承認された、ＳＧＬＴ－２阻害剤といわれる新しい薬もあります。尿管からのブドウ糖の再吸収を阻害することによって、血糖値を低下させる薬です。インスリン分泌とは関係のない作用機序のため、低血糖を起こしにくく、血圧を下げる、尿酸値を下げる、体重減少などの作用があり、肥満者に適しているとされています。ただし、①の薬としてあげたSU剤と併用すると、生殖器や尿路の感染症を起こしやすいといった、重大な副作用の例も報告されています。

アルツハイマー病にも最有力の薬

では、これらの糖尿病薬の中で、アルツハイマー病に対してはどれを用いるべきでしょうか。実はその場合も、やはりインクレチン関連薬が最も有力であり、なかでもお勧めしたいのはGLP－1受容体作動薬なのです。

インクレチンのうちGLP－1が多くの有用な作用を持っていることは前述しましたが、実はこのホルモンは、脳でもつくられていることが確認されています。

さらにGLP－1の受容体は、海馬、大脳皮質を中心として大型の神経細胞の上に広く分布しており、神経系に対しても多様な働きをしています。

まず、神経を成長させる因子として働き、神経細胞の突起を伸ばします。また、各種の神経伝達物質の分泌を促進し、シナプスの機能を向上させることによって、情報を伝わりやすくします。さらに、グルタミン酸の神経細胞に対する毒性を抑える働きがあります。

ＧＬＰ‐１は、膵臓ではインスリンを分泌しているβ細胞を増やしているのですが、同様に、脳でも海馬の神経細胞を増やし、傷ついた神経細胞を修復し、記憶、学習能力を向上させることが知られています。これにより、脳に蓄積したアミロイドβタンパクによって神経細胞の障害が進行するのを抑えることができます。アルツハイマー病の根本的原因は、脳でのインスリン抵抗性のため、インスリンによる情報伝達が損なわれることにあるのは先に述べたとおりです。可溶性のアミロイドβ・オリゴマータンパクや、アミロイドβタンパク線維の形成初期のものは、とくに脳内のミクログリアといわれる細胞を活性化して、炎症を起こす作用のあるサイトカインという物質を誘導します。このことが脳内でのインスリン抵抗性を高め、アルツハイマー病の発症の一因となるのです。

ＧＬＰ‐１には、このアミロイドβタンパクによるサイトカインの誘導を抑える作用があります。実験では、〝細胞のレベルでの記憶〟とされる海馬での長期増強を促進することもわかっています（図８‐３）。ＧＬＰ‐１の作用を持ち、作用が長続きするようにつくられた前出のＧＬＰ‐１受容体作動薬リラグルチド、エキセナチド、リキシセナチド、デュラグルチドなどは、アルツハイマー病の原因に基づいた治療薬として注目されます。これらのＧＬＰ‐１受容体作動薬は、全身的に注射すると、血液脳関門を通過して脳の中のＧＬＰ‐１

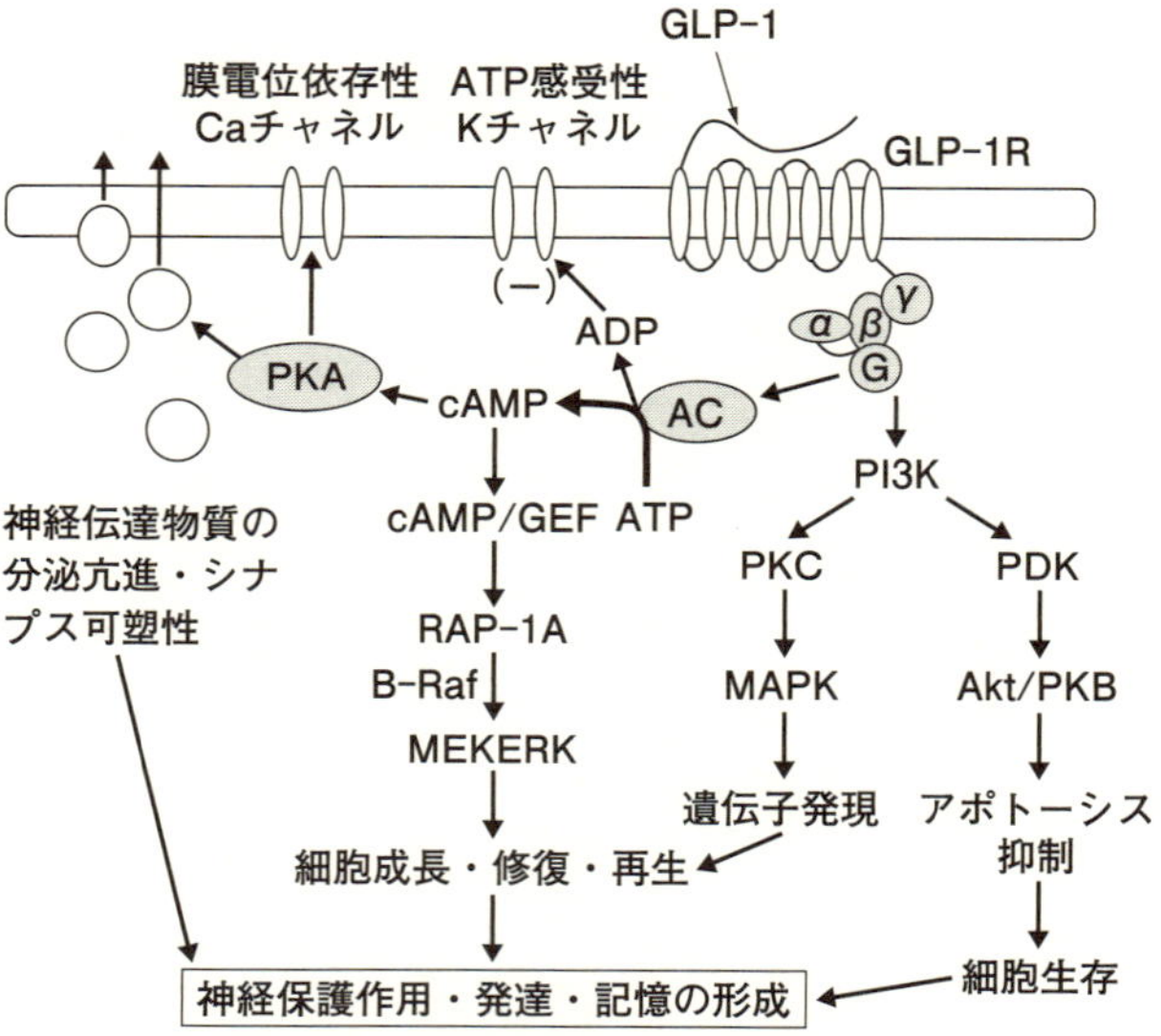

図8−3　インクレチンの神経細胞への作用
（櫻井孝の論文、『日本臨床』2011年より引用）

受容体に結合します。

ほかにインクレチン関連薬としては、ＧＬＰ－１の作用を間接的に強める前出のＤＰＰ－４阻害剤といわれる一群の経口薬があり、糖尿病薬として広く使われていますが、アルツハイマー病の治療薬としては効果の持続時間の関係などからＧＬＰ－１受容体作動薬の注射のほうが直接的で、より有効です。

このように、インクレチン関連薬は糖尿病の薬として理想的な第一選択の薬ですが、アルツハイマー病の根本的な治療薬としても、現状で使用できる数少ないものの一つです。その中でもお勧めしているのが、ＧＬＰ－１受容体作動薬です。一日一回または週一回の自己注射（皮下注射）だけですみます。高齢者の糖尿病患者では、アルツハイマー病の予防と糖尿病の治療を兼ねた意味で、最善の治療薬です。インスリンと同じように自己注射をしなければならない点が患者や家族にとっての負担になりますが、一方でインスリン自己注射の場合と同じように、自己血糖測定器の貸与が受けられるという利点があります。

しかし現行の健康保険制度では、処方には医師によって糖尿病の診断を受けていることが必要ですので、糖尿病を合併していないアルツハイマー病の患者に対しては、適応症の追加などの社会的、政治的対策が望まれます。

その他の糖尿病薬とアルツハイマー病治療

インクレチン関連薬のほかには、アルツハイマー病に有効な糖尿病薬はあるでしょうか。何度もお話ししたように、アルツハイマー病は、脳内でのインスリン抵抗性がおもな原因です。そこで、インスリン抵抗性を下げる糖尿病の内服薬として知られている、前述のピオグリタゾンを服用すると、脳内のインスリン抵抗性が下がり、その結果、脳の炎症反応を抑えることができます。また、ブドウ糖代謝を調整するミトコンドリア機能を刺激します。さらに、ブドウ糖トランスポーターの発現を高めて、ブドウ糖が脳に取り込まれやすいようにし、インスリン分解酵素の活性を高め、アルツハイマー病のアミロイド・カスケード仮説の最終産物である、過リン酸化タウタンパク質を減らすなど、多様な作用が実験的に確認されており、アルツハイマー病治療薬としての効果が期待されます。また、ピオグリタゾンは併用によって、リラグルチドなどのGLP－1受容体作動薬の治療効果を高めることがわかってきています。

アメリカで糖尿病薬として最も広く使用されているメトフォルミンも、糖の新生を抑制し、ブドウ糖の取り込み、インスリン反応性を高め、海馬での神経細胞の新生を促し、空間認知機能を高めることなどが知られており、アルツハイマー病治療薬としての効果が認められています。しかし一方では、メトフォルミンは、アミロイド・カスケード反応の連鎖の中で、前出のBACE－1の発現を増強し、アミロイドβタンパクの蓄積を増長するため、アルツハイマー病に対する単独使用は推奨されていません。

しかし、インスリン、リラグルチド、ピオグリタゾンなどとの併用によって、デメリットを抑えることで、効用が期待できます。

ホルモン補充療法にも予防効果

アルツハイマー病の予防薬として、ときには治療薬として、女性の閉経後のホルモンを用いるホルモン補充療法があります。第7章でもお話しした、女性ホルモンのエストロゲンが、インスリン様成長因子といわれる、インスリンと作用の似た物質の発現を脳内で促すことによって、記憶をよくするという働きを利用するのです。

ホルモン補充療法の有効性については賛否両論がありますが、閉経後五年以内に行った場合には、確実な予防効果があります。閉経後一〇年以上を過ぎた人には行いません。また、喫煙歴のある女性、アルコール性飲料常用者、二親等以内の血縁者に乳がんがある場合、CTによる画像検査を頻繁に受けて医用放射線への暴露の多い女性など、乳がんの危険因子を持っている女性には禁忌です。

脳は生殖器、乳房、骨と並んで最も重要なエストロゲンの標的器官の一つです。エストロゲンの受容体は濃淡の差こそあれ、脳のほとんど全領域に分布しているという事実が、このことを物語っています。この点はインスリンの場合と似ています。エストロゲンは人間の意識、記憶、運動などと深い関係を持っているのです。

健康な若い女性を対象にしたメモリーテストによると、性周期の中で血中のエストロゲンレベルの高い黄体期では、エストロゲンの低い月経期に比して記憶・記銘力が高いことがわかっています。卵巣を摘除された女性にエストロゲンを投与すると、記憶・学習機能の改善が際立ってみられることも観察されています。さらに、乳がん手術後の女性が再発防止の目的でエストロゲンの作用を抑える薬の投与を受けると、記憶力が低下することも知られています。

エストロゲンは海馬に働いて記憶を高めます。脳の中で記憶・学習という現象は、海馬での長期増強といわれるメカニズムによって形成されますが、エストロゲンは海馬のCA1領域での長期増強を高め、この部分の神経細胞の興奮性を高めるのです。

エストロゲンにはエストロン、エストラジオール、エストリオールの三種類があり、エストラジオールの作用が最も強いことが知られていることは前述しました。卵胞からは主としてエストラジオールが分泌されます。エストリオールは作用が弱く、その活性はエストラジオールの四〇〇分の一です。

ホルモン補充療法を実際に行う場合のエストロゲン製剤としては、結合型エストロゲンといわれるものがよく使用されます。結合型エストロゲンとは妊娠した馬の尿から抽出精製したもので、主としてエストロン硫酸エステルナトリウム、エクイリン硫酸エステルナトリウムなどからなる水溶性の製剤ですが、体内では一部がエストラジオールに変わってから作用します。しばしば「プレマリン」という商品名のものが使われます。

ただし、性器出血などの副作用を避けたい場合は、結合型エストロゲンよりもエストロゲン製剤としては作用の弱いエストリオール（商品名：エストリール、オバポーズ、ホーリンなど）をよく使います。

また、エストロゲン単独使用によって子宮内膜がんが発生する危険性を減らす目的で、プロゲステロン製剤が併用されます。薬剤としては、男性ホルモン様の作用が弱いメドロキシプロゲステロン酢酸エステル（商品名：ヒスロン、プロベラ、プロゲストンなど）がよく使われます。

サプリメントも試してみよう

治療薬ではありませんが、一部のサプリメントも一定の効果を期待できます。これも第7章で実験結果を紹介しながらお話しした、大豆の成分として知られるイソフラボンです。脳または骨に対してはエストロゲンと同じような作用を発揮し、生殖器、乳房には作用しない物質のことを、選択的エストロゲン受容体修飾物質（ＳＥＲＭ）とよんでいます。骨に対してエストロゲン様作用を持つＳＥＲＭの薬剤としては、エビスタという商品名のものがすでに実用に供されていますが、残念ながら、脳に対して選択的に効果を発揮する薬剤はまだありません。イソフラボンは天然のＳＥＲＭとして、記憶、認知機能を高めるとともに、骨に対しても一定の効用が認められます。

その他の、科学的根拠を持った有効なサプリメントは、αリポ酸です。αリポ酸は、インスリンやリラグルチドの作用を支えることが効果の根底にあります。アセチルコリンの産生を高め、ブドウ糖の取り込みをよくします。有害な活性酸素を抑えて、強い抗酸化作用を発揮する結果、アルツハイマー病の初期段階で問題とされている脳内の炎症に対して効果を示します。

ほかには、抗酸化作用を持つアスタキサンチン（イチョウ葉エキス）なども一定の効果を期待できます。

アルツハイマー病の人が受けてはならない治療

アルツハイマー病では周辺症状として、嫉妬妄想、物盗られ妄想、幻視、幻聴などの幻覚、暴言、暴力、易怒性、徘徊、不安などがしばしばみられます。このような状態に対して向精神病薬が処方されることがあります。しかし、先にも述べましたが、アルツハイマー病患者に向精神病薬を服用させてはいけません。これらの周辺症状があるからといって、患者自身が困っているわけではありません。患者の立場からは、これらの周辺症状を起こすには、それなりの正当な理由があるのです。本人の立場に立って、人間関係や周囲の環境を改善することによって対応する必要があります。

高齢者施設で生活している場合、姑・嫁の関係が順調でない場合などに、短期記憶が障害された高齢者が、〝財布が見つからないのは盗まれたからだ〟と考えるのは無理もない反応です。それを物盗られ妄想と決めつけるのは誤りです。向精神病薬の投与では、筋肉の固縮、遅い動作、震えなどのパーキンソン病に似た症状がでることもしばしばです。それだけではありません。非定型といわれる向精神病薬を使用した場合でも、死亡率が上昇することが明らかにされています。

睡眠薬や精神安定薬も服用すべきではないことは前章でも述べました。何年も前のアメリカの週刊誌『タイム』で、カバーストーリーとして紹介されましたが、トリアゾラム（商品名：ハルシオン）というベンゾジアゼピン系睡眠薬を常用していた人が記憶障害になり、アルツハイマー病として入院したものの、ハルシオンの服用を停止することで、症状が消失したという事例があります。

正確な統計はありませんが、世の中で、ベンゾジアゼピン依存症という病気に罹っている人の数は膨大であると推定されます。ベンゾジアゼピンは、四週間服用すれば、耐性、依存性ができる可能性があります。非ベンゾジアゼピン系と銘打って販売している睡眠薬も、多くは、脳内のベンゾジアゼピン受容体に結合して作用を発揮するので、結果は大同小異です。ベンゾジアゼピン系薬剤を二剤以上服用している実態を日常診療で見かけることもしばしばで、困ったことです。高齢者、とくにアルツハイマー病の人は多剤併用に陥らないよう注意しなければなりません。

アルツハイマー病の周辺症状への対応の中での最大の問題は、医師も含めて、人々が幻覚や妄想を、とても異常な精神現象であるかのように誤解しているところにあります。多少の幻覚は精神異常の兆候でもなければ、不名誉なことでもありません。ごく普通の現象です。妄想も同様です。

映画化された『レナードの朝』や、『妻を帽子とまちがえた男』で有名なオリヴァー・サックスの著書『見てしまう人びと――幻覚の脳科学』（大田直子訳　早川書房）を一読すれば、多くの人が、自分の目は現実に存在するもののみを映し出している、と信じていること自体が虚構であると理解できます。脳はそのような単純な器官ではありません。宗教の起源とか、神秘的体験というものにはすべて幻視や幻聴が関わっています。見るもの、聴くものが変化に乏しい状態では正常な人にも幻覚が起こりやすく、来る日も来る日も見えるものは空と海だけの遠洋航海の船乗りが、幻視や妄想を経験することはよく知られています。

妄想とは「正しくない信念、根拠のない主観的想像や信念」、幻想とは「現実にはないことをあるように感じる想念」などと定義されていますが、「全会一致の妄想」という言葉にもある通り、多数の人によって共有されていれば「正常」という位置づけになり、少数の人にしかみられなければ「異常」とされます。いずれにしても、妄想と幻想の脳内機構は紙一重の差です。

吉本隆明さんの共同幻想論に依るまでもなく、人間は元来、いくつかの幻想に支えられ、寄り添って生きている生物です。宗教、死後の世界、ファン気質、幕末の尊王攘夷論などは幻想です。心とは脳の神経細胞による物理化学的現象で、その為せる業です。誇大妄想狂の人が、失敗をおそれず大事業を起こして成功を収めたり、勝ち目のない大戦争をはじめたりします。幻想も妄想も正常な人にあるのです。それらがアルツハイマー病の人にみられたり、他の多数の人にとって迷惑となったり、好ましくないものと受けとめられたときに、病的現象とされ、向精神病薬投与の対象になることがあります。これを避けることが必要です。

「あれもうつ病、これもうつ病」という現代の世相を揶揄した言葉がありますが、うつ病とうつ状態の鑑別を正確に行うことなく、時には、うつ状態を来すべき正当な原因がある人に抗うつ薬が投与されることもあります。

アルツハイマー病の人に対する抗うつ薬の投与は十分に慎重でなければなりません。

老年期には、うつ状態になりやすい要因を必然的に抱え込むことになります。息子や娘も、子供の頃のようには遊び相手になってはくれません。引退すれば社会から存在を注目される機会が減少します。将来に対する期待、希望、野心も持ちにくくなります。複数の病気を持っている場合が多く、健康不安の状態になりがちです。「空の巣症候群」とか、「荷おろしうつ状態」といわれたりします。海馬は過去の記憶を基にして、未来を考える機能を持っていることから、海馬が健康な高齢者ほど、むしろうつ状態になりやすいのです。過剰に陽気な高齢者のほうが異常であるともいえるのです。

アルツハイマー病患者の家族から〝辻褄の合わない行動が多くなった〟という訴えをうけ

ることがあります。これも、それほど異常な現象ではありません。人間は元来、辻褄の合わない行動をする生物です。神仏の存在を信じていない人も、来世なるものを否定している人も、初詣にでかけたり、墓参りをしたりします。

向精神病薬、睡眠薬、精神安定薬の問題と並んで、いま一つの高齢者医療の問題は、多剤併用、ポリファーマシーです。このことはアルツハイマー病患者の場合に、とくに肝要です。医師の側にも責任のある問題ですが、効用があるか否かが明らかでない薬を漫然と飲み続けないように心がけるとともに、定期的に、しかるべき信頼のおける医師にお願いして、複数の医療機関から処方されている内容を整理してもらうことが必要です。できるかぎり、六剤を超えての薬の服用はしないことです。

アルツハイマー病治療の大転換期が来た

いま、糖尿病の診療技術は、薬物治療だけでなく、大きな進歩が見られるようになってきています。

たとえば、複雑に上下する血糖値を時々刻々、正確に測定できる持続血糖モニターの普及も、徐々に拡大しています。また、人工膵臓としてのインスリンポンプ治療の技術が進歩している一方で、再生医療の立場からも膵島移植が押し進められようとしています。臨床応用に至るまでにはあと数年以上はかかりそうですが、ｉＰＳ細胞（人工多能性幹細胞）からインスリンを出す細胞をつくって、糖尿病者に移植する研究も始まっています。さらには、ブタの膵臓から採った膵島を、免疫拒絶反応を防ぐためにカプセルに封入したうえで、インスリンがしみ出るように加工したものを糖尿病者の腹部に移植するという試みもなされています。

こうした糖尿病の診断と治療における新しい動きは、アルツハイマー病においてもダイレクトに関わってくるはずのものです。いま、アルツハイマー病の治療は、根底から考え直さなければならない大転換期に来ているといえます。

あとがき

日本にアルツハイマー病が急増していることは、本書で述べてきたとおりです。

しかし、アルツハイマー病になったからといって、多くの場合、患者本人が苦痛や不便を感じることはありません。もちろん認知症の初期段階では、家族が気づくとほぼ同時に、本人自身も物忘れを気にして訴えることもありますが、本人が物忘れを気にかける場合には、むしろアルツハイマー病ではなく、単に脳全体の加齢による現象、あるいはアルツハイマー病の前段階のことが多いのです。

アルツハイマー病は見方によっては、死に向かうための適応とも考えることができます。アルツハイマー病が進めば、死に対する恐怖感はなくなります。〝眠るが如き大往生〟も、その一部は認知症に起因するものです。自覚的な苦痛や訴えのない人に対して、家族の要請にしたがって手を差し伸べるという、医療の一般的原則とは異なった形をとることが多いのがアルツハイマー病です。

野生の猿、自然環境に近い猿山の猿には認知症はありません。人は認知症でも生きていくことができますが、猿は認知症では生きていくことができません。著者の一人、鬼頭が広島大学に在職していた頃、実験動物の業者に、「高齢の猿を購入したい」と注文したことがあります。業者は即座に一笑して、「年寄りの猿がマーケットに出ることはありません。猿は高齢になれば、仲間から外れて野垂れ死にします」と答えました。ところが、人に飼われている犬は認知症になり、ケアが必要になります。飼い主がわからなくなる、夜鳴き、昼夜逆転、徘徊、方向感覚の障害、トイレの失敗などの症状が出ます。吉本隆明的な表現をすれば、〝家族という共同幻想〟の概念、しくみの中では、犬も人と同じように、医療・介護の対象となるのです。

アルツハイマー病は一九六〇年頃までは、日本では稀な病気でした。というより、稀な病気と考えられていました、というほうが正確かもしれません。精神科領域の病気という概念の中で対応されることが多く、神経内科医の関心の対象となることが少なかったのです。一九六三年に、九州大学に日本で最初の神経内科教室が設立される以前には、大学の内科学の講義にアルツハイマー病が取り入れられることは、ほとんどなかったのです。神経内科医も、一般の病理学者も、高齢者の脳の剖検を行った場合でも、脳血管障害の有無にもっぱら注意を向けてきました。そのなかで、日本人の認知症は脳血管障害によるものが主体であり、アルツハイマー病は少ないという誤解が日本の医学界に定着したのです。

この状況は、一九九二年にアルツハイマー病の成因に関するアミロイド・カスケード仮説が発表されることによって一変します。アルツハイマー病は精神科のみで対応される病気ではなく、神経内科医、老年内科医、一般内科医にとって重大な関心の的となったのです。そして、「日本人の認知症も欧米と同じように、アルツハイマー病が一番多いのだ」という結論に到達したのです。この傾向は、日本が高齢化社会、続いて高齢社会へと急速に変貌する中で加速され、いまではアルツハイマー病への対応は医学界の最重要課題であるのみでなく、最大の社会的課題の一つになっています。にもかかわらず、アルツハイマー病の治療はその進行を遅らせようとする対症療法はあるものの、根本的治療は、いまだ開発途上の、それも初期段階にあるというのが実情です。

アルツハイマー病の、画像を基にした数量表示による客観的診断が進歩を遂げ、記憶物質としてのインスリンの生物学的意義がクローズアップされつつある今日、本書が「アルツハイマー病の診断・治療をどのように考えるべきか」という課題について、広く医療界、一般の方々のご参考になれば幸いです。

著者の一人、鬼頭が神経内科学と糖尿病学の二筋道を歩み、このテーマを研究課題とし、内外の学会で発表を重ね、広く評価を得るに至ったのは、ひとえに東京大学名誉教授の故小坂樹徳先生のご薫陶の賜物です。鬼頭は、本書を恩師・小坂樹徳先生と、いまは亡き母の鬼頭たねに、いま一人の著者である新郷は亡き父、新郷栄一に捧げます。

講談社ブルーバックスの小澤久氏には、この問題の重要性に注目され、いち早く企画として取り上げていただき、執筆の過程では、本書の構成の上で多くの貴重なご助言をいただきました。篠木和久編集長、山岸浩史氏には数々の有益なアドバイスとともに、本書の早期出版に向けてご尽力をいただきました。三氏に対して、厚く感謝申し上げます。また、知友の土田隆史氏からは懇切なご査読をいただいております。深く御礼申し上げます。

二〇一七年六月

鬼頭昭三
新郷明子

参考文献

●第1章

西塚泰美、兼子俊男『cyclic AMP―基礎と臨床』中外医学社 1975

Shozo Kito, Tomio Segawa, Kinya Kuriyama, Henry I. Yamamura, Richard W. Olsen : Neurotransmiter Receptors. Plenum Press New York 1984

Shozo Kito, Tomio Segawa,, Kinya Kuriyama, Masaya Tohyama, Richard W. Olsen.: Neuroreceptors and Signal Transduction, Plenum Press New York 1988

Shozo Kito, Tomio Segawa, Richard W. Olsen : Neuroreceptor Mechanisms in Brain. Plenum Press New York 1991

鬼頭昭三、仙波純一『脳と生体統御』放送大学教育振興会 1994

加藤茂明『核内レセプターと情報伝達』羊土社 1994

鬼頭昭三『脳を活性化する性ホルモン』講談社ブルーバックス 2003

●第2章

時実利彦『目でみる脳―その構造と機能』東京大学出版会 1969

鬼頭昭三『青年期の健康科学』放送大学教育振興会 1997

福島統他『新解剖学』日本医事新報社 2007

理化学研究所 脳科学総合研究センター『脳研究の最前線』(上・下) 講談社 2007

Eric R. Kandel: Principle of Neural Science 5th edition Mc Graw-Hill Medical 2012

●第3章

鬼頭昭三『老年期の健康科学』放送大学教育振興会 1994

Larry R. Squire, Eric R. Kandel : MEMORY : From mind to molecules. Roberts and Company Publishers. 2009

Howard H. Feldman : Atlas of Alzheimer's Disease, CRC Press 2011

Renee D. Wegrzyn, Alan S. Rudolph : Alzheimer's Disease. CRC Press 2012
小野武年『情動と記憶―しくみとはたらき』中山書店 2014

●第4章

松沢佑次、藤田敏郎『インスリン抵抗性』医学書院 2006
門脇孝『糖尿病―基礎と臨床』西村書店 2007
日本糖尿病学会編著『食品交換表　活用編』文光堂 2007
小野百合『SMBGのすべて』診断と治療社 2012
桑島巌『高血圧の常識はウソばかり』朝日親書 2012
日本糖尿病学会編著『カーボカウントの手びき』日本糖尿病学会 2017

●第5章

佐々木健介、松崎孝信、本田裕之、鈴木諭、岩城徹：「アルツハイマー病と耐糖能異常、久山町認知症研究」老年期認知症研究会誌 2011
Kuwabara et al. : Insulin biosynthesis in neuronal progenitors derived from adult hippocampus and the olfactory bulb, EMBO molecular med. 2011
Konrad Talbot et al : Demonstrated brain insulin resistance in Alzheimer's disease patients is associated with IGF-1 resistance and IRS dysregulation, and cognitive decline.
The journal of clinical investigation 2012
Niraj Kumar Jha et al : Impact of insulin degrading enzyme and neprilysin in Alzheimer's disease biology: Characterization of putative cognates for therapeutic applications. Journal of Alzheimer's. disease 2015

●第6章

Akiko Sheala Shingo, Tomomichi Kanabayashi, Toshio Murase, Shozo Kito :rnal Cognitive decline in STZ-3V rats is largely due to dysfunctional insulin signaling through the dentate gyrus. Behavioural Brain Research, 2012

Akiko Sheala Shingo, Tomomichi Kanabayashi, Shozo Kito, Toshio Murase : Intacerebroventricular administration of an insulin analogue recovers STZ-induced cognitive decline in rats. Behavioural Brain Research, 2013
Akiko Sheala Shingo, Ronald F. Mervis, Tomomichi Kanabayashi, Shozo Kito, Toshio Murase :The dendrites of granule cell layer neurons are the primary injury sites in the "Brain Diabetes" Rat. Behavioural Brain Research, 2015
新郷明子、鬼頭昭三「糖尿病と認知機能低下」『月刊糖尿病』2009
新郷明子、鬼頭昭三「認知機能障害と糖尿病の関係とそのメカニズムは?」『薬局』2011
Benjamin Ehrlich : The dreams of Santiago Ramon y Cajal Oxford University Press 2017

●第7章
新郷明子、鬼頭昭三「脳神経系とインスリン様成長因子」『日本農芸化学雑誌』1998
鬼頭昭三、新郷明子「エストロゲンが老人性痴呆の発症を抑えるのはなぜか」『医学のあゆみ』2000
新郷明子、鬼頭昭三「エストロゲンの神経保護作用―不死化海馬細胞を用いた実験」『医学と生物学』2001
H.H. ココルンフーバ著、亀井民雄他訳『アルコール』シュプリンガーフェアラール東京　2004
笹岡利安、和田努、恒枝宏史「インスリン抵抗性と認知症障害」『糖尿病と代謝』2007

●第8章
杉本八郎『杉本八郎創薬への途』京都広川書店 2010
桜井孝『インクレチンのβアミロイドタンパク蓄積抑制作用―アルツハイマー病治療薬創薬への期待』日本臨床 2011
Suzanne M. de la Monte: Brain insulin resistance and deficiency as therapeutic target in Alzheimer's disease. Current Alzheimer Research　2012
井上真理子、窪田哲也、窪田直人、門脇孝「経鼻インスリンによる認知症の治療」『糖尿と代謝』2015
中村二郎、神谷英紀「インクレチンの膵外作用」『糖尿病と代謝』2015

【ま行】

【や行】

【ら行】

【た行】

【な行】

【は行】

【さ行】

さくいん

N.D.C.491　222p　18cm

ブルーバックス　B-2025

アルツハイマー病《びょう》は「脳《のう》の糖尿病《とうにょうびょう》」

2つの「国民病」を結ぶ驚きのメカニズム

2017年 7 月20日　第 1 刷発行

著者　鬼《き》頭《とう》昭《しょう》三《ぞう》
新郷《しんごう》明《あきら》子《こ》

発行者　鈴木　哲

発行所　株式会社講談社
〒112-8001 東京都文京区音羽2-12-21

電話　出版　03-5395-3524
販売　03-5395-4415
業務　03-5395-3615

印刷所　（本文印刷）豊国印刷株式会社
（カバー表紙印刷）信毎書籍印刷株式会社

本文データ制作　講談社デジタル製作

製本所　株式会社国宝社

ISBN978−4−06−502025−8

発刊のことば

科学をあなたのポケットに

二十世紀最大の特色は、それが科学時代であるということです。科学は日に日に進歩を続け、止まるところを知りません。ひと昔前の夢物語もどんどん現実化しており、今やわれわれの生活のすべてが、科学によってゆり動かされているといっても過言ではないでしょう。

そのような背景を考えれば、学者や学生はもちろん、産業人も、セールスマンも、ジャーナリストも、家庭の主婦も、みんなが科学を知らなければ、時代の流れに逆らうことになるでしょう。

ブルーバックス発刊の意義と必然性はそこにあります。このシリーズは、読む人に科学的に物を考える習慣と、科学的に物を見る目を養っていただくことを最大の目標にしています。そのためには、単に原理や法則の解説に終始するのではなくて、政治や経済など、社会科学や人文科学にも関連させて、広い視野から問題を追究していきます。科学はむずかしいという先入観を改める表現と構成、それも類書にないブルーバックスの特色であると信じます。

一九六三年九月　　野間省一